医者が教える 最強の解毒術

20万人を診てわかった
医学的に正しい
毒素・老廃物を溜めない生き方

AGE牧田クリニック院長、
糖尿病専門医、医学博士
牧田善二

まんが　健康の〝後悔しない〟新常識　作画　えんぴつ

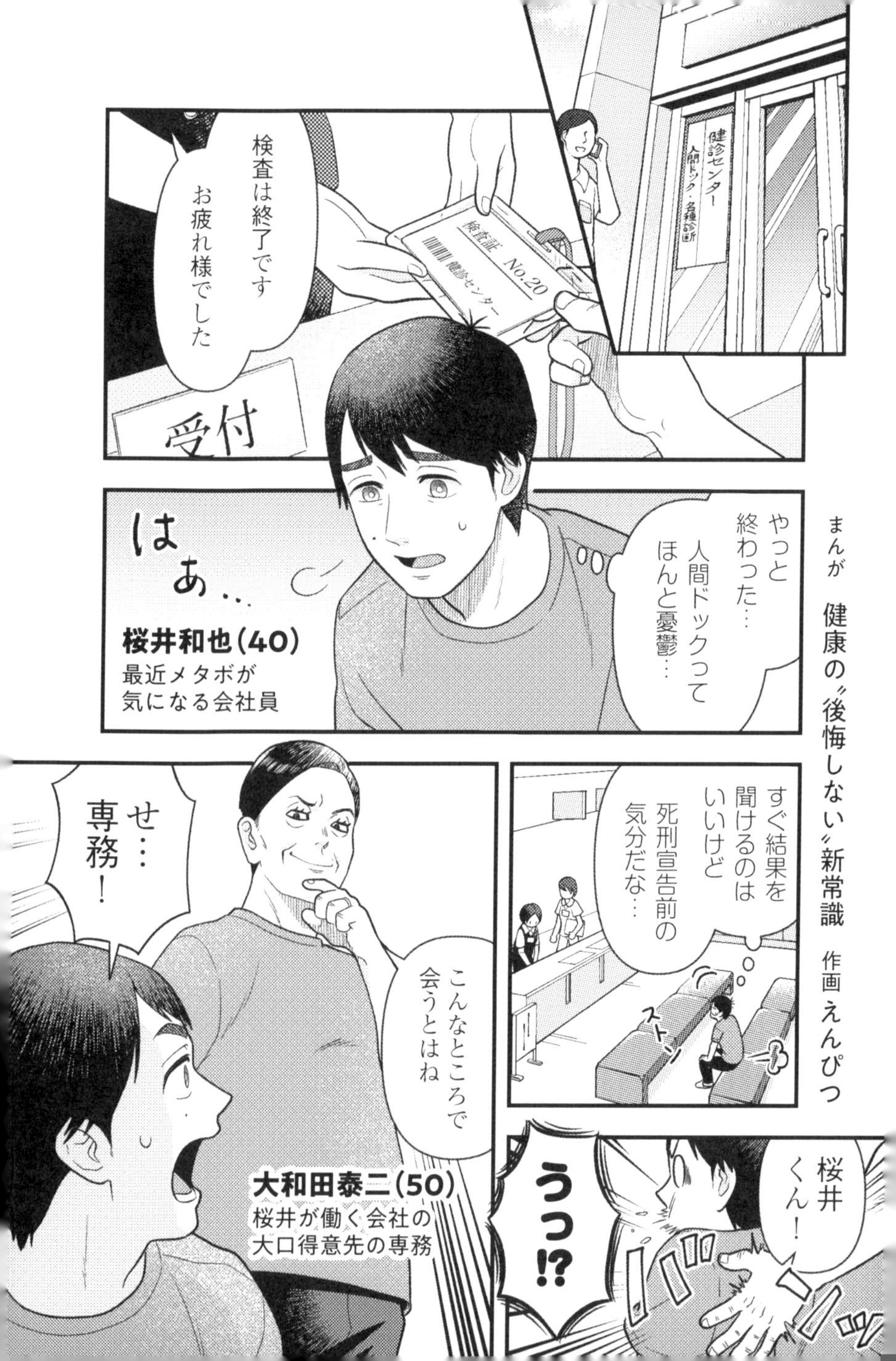

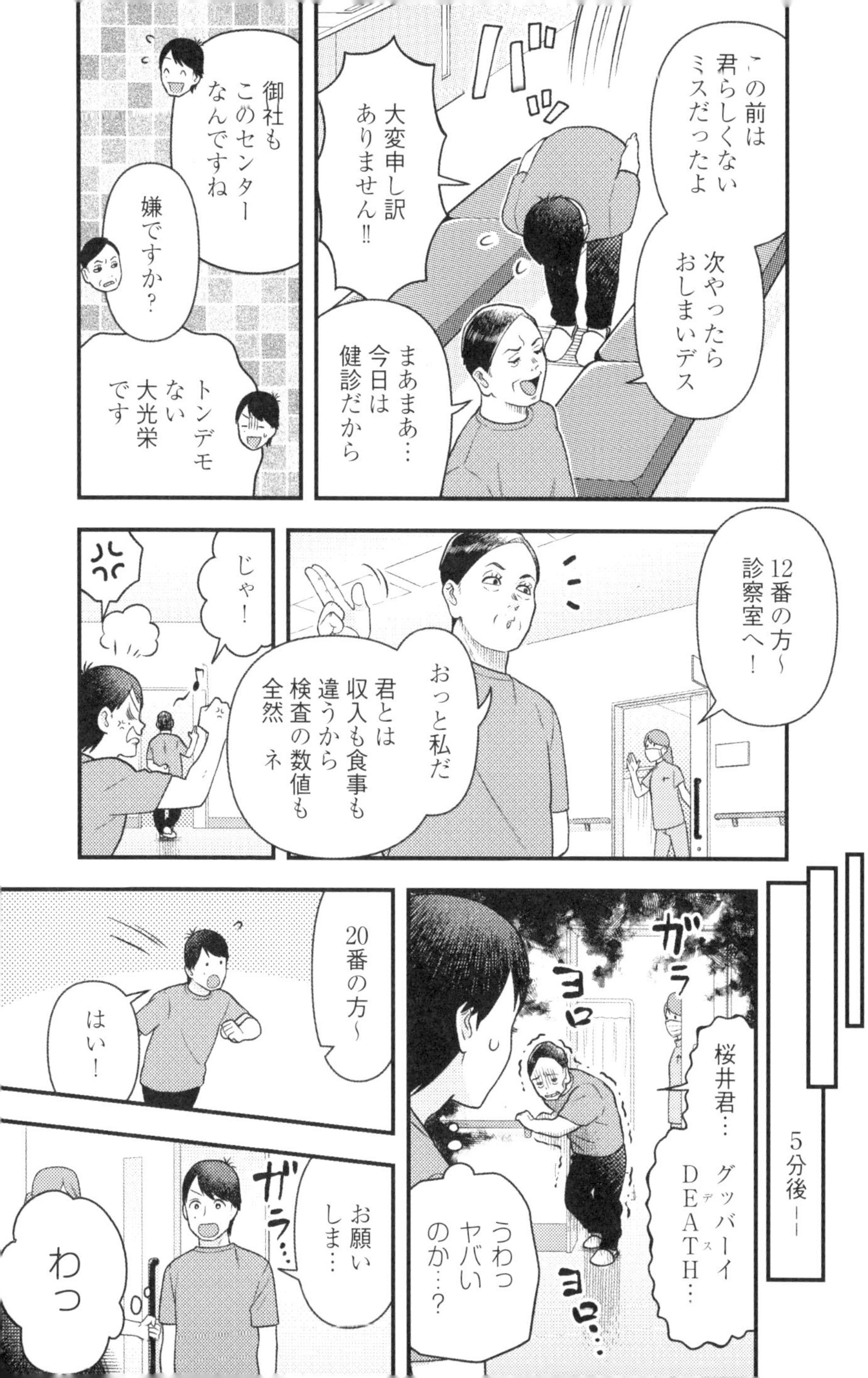
この前は君らしくないミスだったよ
次やったらおしまいデス
大変申し訳ありません!!
まあまあ…今日は健診だから
御社もこのセンターなんですね
嫌ですか?
トンデモない大光栄です
12番の方〜診察室へ!
おっと私だ
君とは収入も食事も違うから検査の数値も全然ネ
じゃ!
5分後——
ガラ
ヨロ
桜井君…グッバーイDEATH《デス》…
ヨロ…
うわっヤバいのか…?
20番の方〜
はい!
ガラ…
お願いしま…
わっ

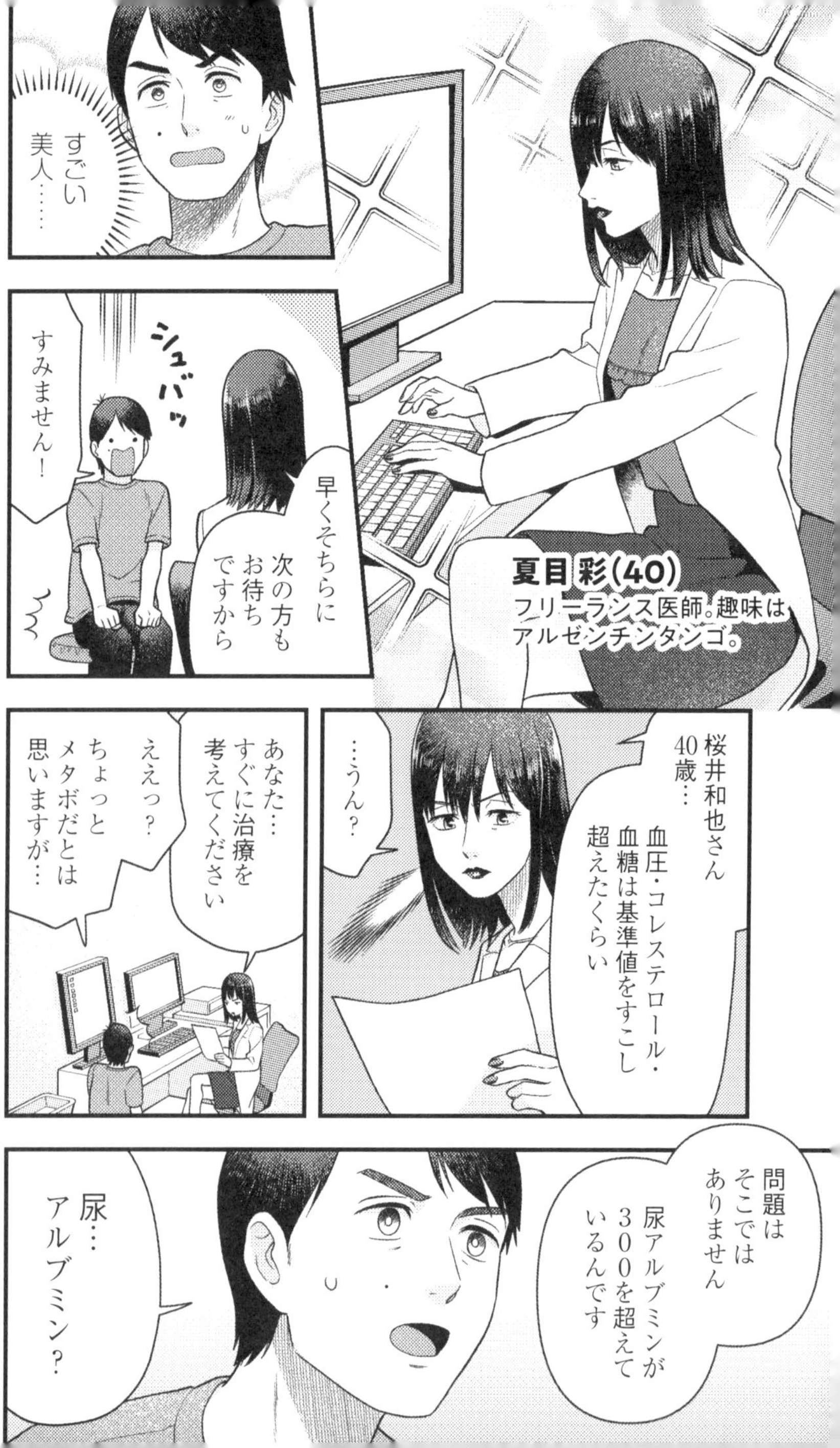

夏目 彩(40)
フリーランス医師。趣味はアルゼンチンタンゴ。
すごい美人……
早くそちらに次の方もお待ちですから
シュバッ
すみません!
桜井和也さん 40歳…
血圧・コレステロール・血糖は基準値をすこし超えたくらい
…うん?
あなた…すぐに治療を考えてください
ええっ?
ちょっとメタボだとは思いますが…
問題はそこではありません
尿アルブミンが300を超えているんです
尿…アルブミン?

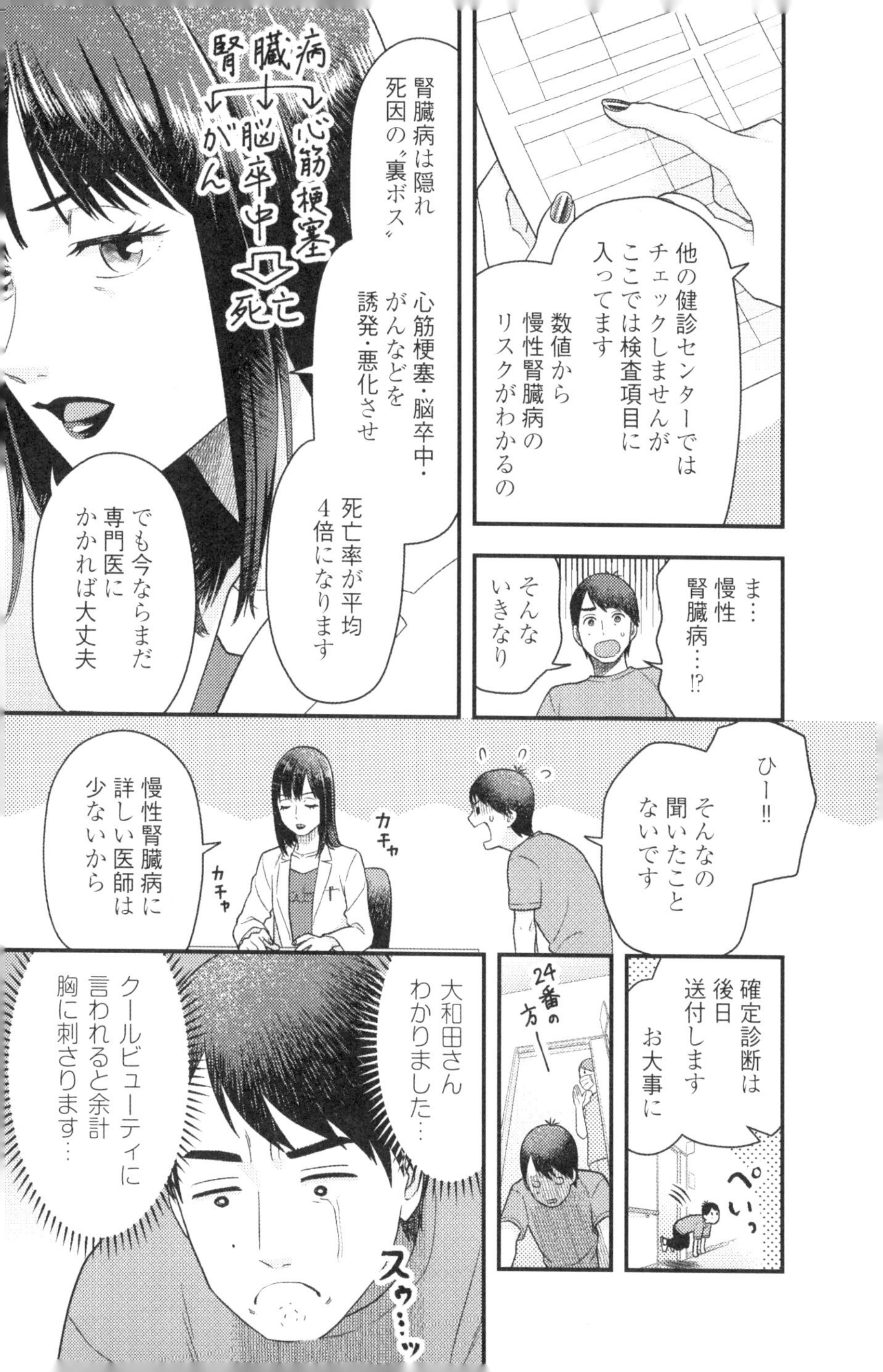

他の健診センターでは チェックしませんが ここでは検査項目に 入ってます
数値から 慢性腎臓病の リスクがわかるの
腎臓病は隠れ 死因の〝裏ボス〟
心筋梗塞・脳卒中・がんなどを 誘発・悪化させ
腎臓病
心筋梗塞
脳卒中
がん
死亡
死亡率が平均 4倍になります
でも今ならまだ 専門医に かかれば大丈夫
ま…慢性 腎臓病…!?
そんな いきなり
ひー!!
そんなの 聞いたこと ないです
カチャ
カチャ
慢性腎臓病に 詳しい医師は 少ないから
確定診断は 後日 送付します
お大事に
ぺいっ
24番の方ー
大和田さん わかりました…
クールビューティに 言われると余計 胸に刺さります…
スゥ…ッ

はじめに　働き盛り世代に迫る危機

「若い頃は問題なかった血圧が、だんだん高くなってきた」
「血糖値が高めで、糖尿病予備軍だと指摘された」
「ダイエットをしようと思っているけれど、体重は増える一方だ」

ほかにも、コレステロール値や尿酸値の異常など、あなたが働き盛りの世代なら、健康診断でなにかしら指摘され始めているのではないでしょうか。そして、「でも、たいした自覚症状があるわけでもないし……」と、対処を先延ばしにしているかもしれません。

たしかにがんのような病気と違い、ここに挙げたような症状が命に直結することはありません。

では、あなたは自分の健康について、今のままの状態を続けていていいのでしょうか。

絶対に「否」です。

実は、**一般的な健康診断では見落とされるのが「腎臓」**で、そのために、**毎年4万人もの人たちが人工透析**という大変に痛ましい治療に入り、そのうち、**年間3万人が命を落としています**。

さらに、**腎臓が悪いと心筋梗塞《しんきんこうそく》、脳卒中《のうそっちゅう》、がんの発症率が上がり、その進行を早め、早死にする**ことがわかっています。また、**高血圧や糖尿病、肥満などがあれば、腎臓がどんどん悪くなる**ことも証明されています。

現在、日本には「慢性腎臓病」という、気づかぬうちに腎臓を悪くした人が２１００万人もいます。ところが、多くの医師はその脅威を知らず、健康診断でも正しく調べられることがありません。そのため、早期発見が叶わず、みんな手遅れになっているのです。

一方で、ごく簡単な検査で早期発見すれば確実に治すことができます。

後者であれば、70歳を過ぎてもばりばり働いて、趣味や遊びも最高に楽しんで、１００歳まで悠々《ゆうゆう》と生きられる体を手にしているでしょう。

しかし、前者に留まったならば、10年も経たないうちに病院通いが日課となり、仕事も辞めざるを得ない状況に追い込まれ、果ては短命に終わる可能性大です。

選ぶべき答えは明確なはずの二者択一で、おおかたの人が間違った道に進んでいる現状をなんとか変えたくて、私は本書を書いています。

「人生100年」といわれるようになり、「できるだけ長く働きたいな」「お金を貯めなくちゃ」「足腰を鍛えよう」「ぼけないようにしないと」などと考えている人も多いことでしょう。

どうやら多くの人が「現在の延長線上に無事に100歳がやってくる」と思っているようです。はっきり言います。**今のままでは100歳は来ません。**それ以前に、「腎機能がもつか」が問題なのです。

100歳まで生きることを考えたら、そして、そのために年を重ねても仕事をしっかり続けたいのなら、発想を変えなくてはなりません。

あなたはこれまで、自分の健康を守るために、いろいろな健康法に興味を持ち、ときには実際に試してきたはずです。私は、それらを否定するつもりはありません。

でも、とくに40代以降は、もっと大局的な目を持たなければなりません。サプリメントを飲んだり、スポーツクラブに通ったり、マッサージを受けたり……そうした「外から加える要素」よりもはるかに大切なファクターがあります。

自分の体内で生成されている有毒物質を体外に排出する機能が、どの程度、働いているかを見なければなりません。**「足すことよりも引くこと」を考える**必要があるのです。

もともと、私たち人間の体は精密機械のようによくできていて、それぞれの部品が絶えず正確に働くことで健康を維持しています。あたかも、有能なＡＩが監督して稼働している工場のようなものです。

そこでは、さまざまなものが新しく生成され、同時に不要物もできます。この不要物がうまく排出されないと、健康は損なわれ、最終的には死に至ります。

不要物の排出というと、便や汗をすっきり出せばＯＫだと思っている人がいますが、まったく違います。あなたの**体内に蓄積した毒素や老廃物の排出は、精密機械の中でもとくに繊細《せんさい》で複雑な部品である腎臓が担っています。**腎臓が体に悪い物質を濾過《ろか》して、尿として体の外に出してくれており、その働きがあって、すべての人が命を維持することができているのです。

ところが今、**働き盛りの世代を中心に、この重要な機能（腎臓）が壊れかけている人**

が激増しています。

腎臓には、老廃物や毒素を濾過するための大切な膜があります。その膜は、たとえて言うならば、コーヒーをいれるときのペーパーフィルターや、エアコン内部のフィルターのような役割をしています。

ペーパーフィルターが破けていれば、コーヒーに豆かすが漏《も》れ出てしまいます。また、エアコンのフィルターが手入れされることなく目詰まりしていたりボロボロになっていたりすれば、部屋中にカビや悪臭、汚い空気が循環してしまいますね。

それと同じことがあなたの体内で起き、体中に老廃物や毒素が蔓延《まんえん》してしまいます。でも、腎臓は壊れかけているのに、きしみ音すら出さないので本人は気づきません。自覚したときにはもはや修復不能になってているのです。

それでも、あなたが「会社の定年まで生きれば十分だ」というなら、なんとか今のまま騙《だま》し騙しでいけるかもしれません。しかし、「人生100年」を見据《みす》え、**充実した後半生を目指したいのなら、腎臓の解毒機能を少しでも高く維持することが必須**です。

そのために、ふだんは沈黙している腎臓の声をいかに聞くか。これこそが、現代人の健康管理の一丁目一番地です。

本書では、40年間医療の現場に立ち、35年間腎臓病治療の研究を続け、それにより患者さんたちの腎臓を治してきた私が、**働き盛りの世代が一刻も早く取り組むべき課題について提言**していきます。

専門的な内容もありますから、全部を完璧に理解する必要はありません。しかし、読後にあなたが「知って良かった」と心から感じてくださると確信しています。

普段から健康に留意して仕事や生活を大事にしている真面目な人たちが、「知らされていなかった」というだけの理由で腎臓を壊し、悔しい人生を歩むことになる事態をなんとしても避けたい。

そんな私の思いを託した本書のメソッドが、あなたの健康意識を、これまでよりも一段高いステージに押し上げることができたなら幸いです。

2021年4月

牧田《まきた》善二《ぜんじ》

目次

医者が教える 最強の解毒術

20万人を診てわかった 医学的に正しい毒素・老廃物を溜めない生き方

第1章 解毒能力を落とす勘違い13

第2章 100歳まで動く体は腎臓次第

第3章 なぜ「解毒できない体」になってしまうのか

第4章 新時代の健康長寿17カ条

第5章 早期発見と最適治療で必ず治す

序章

その不調、解毒能力低下のサインです

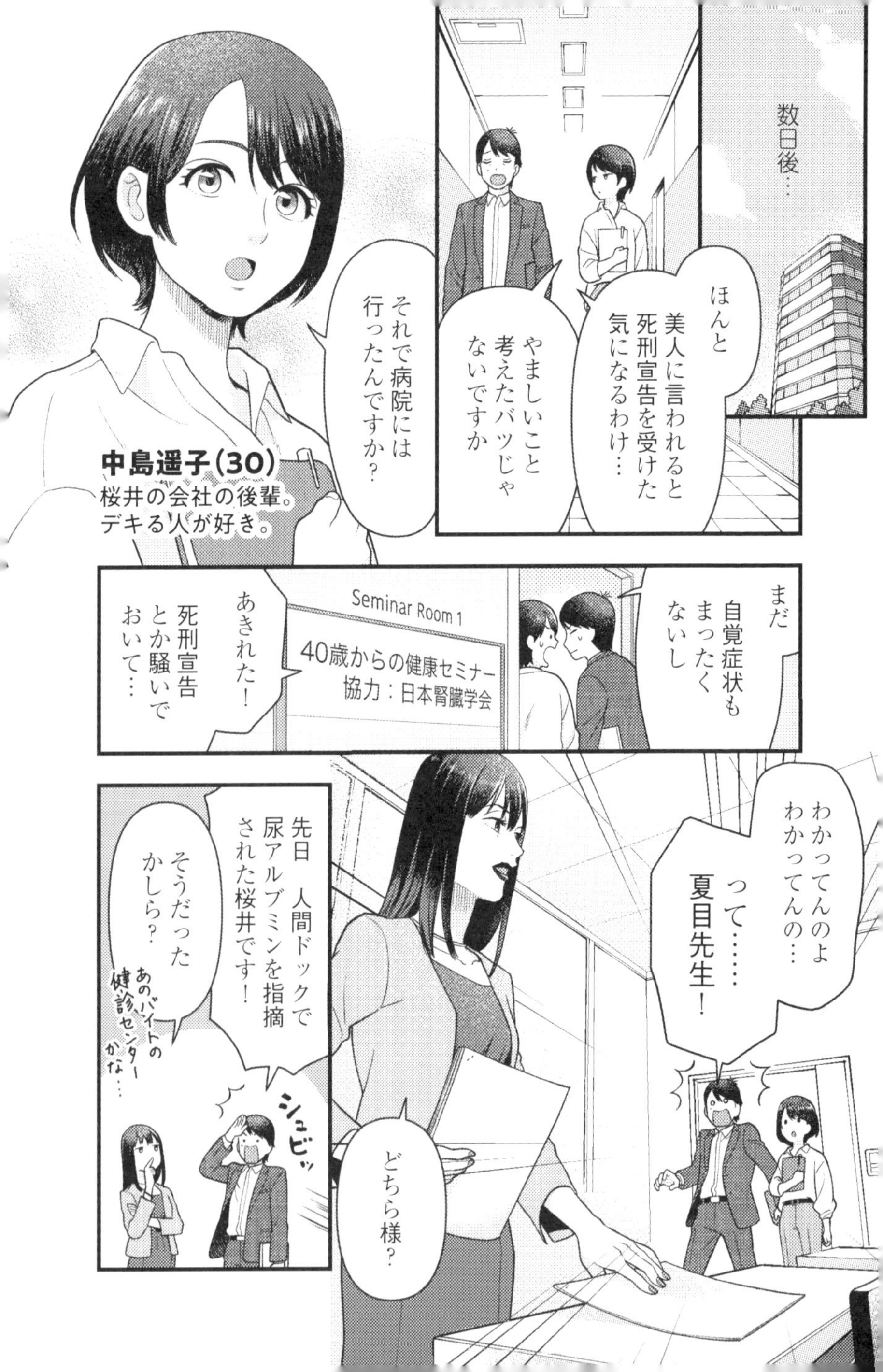
数日後…
ほんと
美人に言われると
死刑宣告を受けた
気になるわけ…
やましいこと
考えたバツじゃ
ないですか
それで病院には
行ったんですか？
中島遥子（30）
桜井の会社の後輩。
デキる人が好き。
まだ
自覚症状も
まったく
ないし
Seminar Room 1
40歳からの健康セミナー
協力：日本腎臓学会
あきれた！
死刑宣告
とか騒いで
おいて…
わかってんのよ
わかってんの…
って……
夏目先生！
どちら様？
先日 人間ドックで
尿アルブミンを指摘
された桜井です！
シュビッ
そうだった
かしら？
あのバイトの
健診センター
かな…

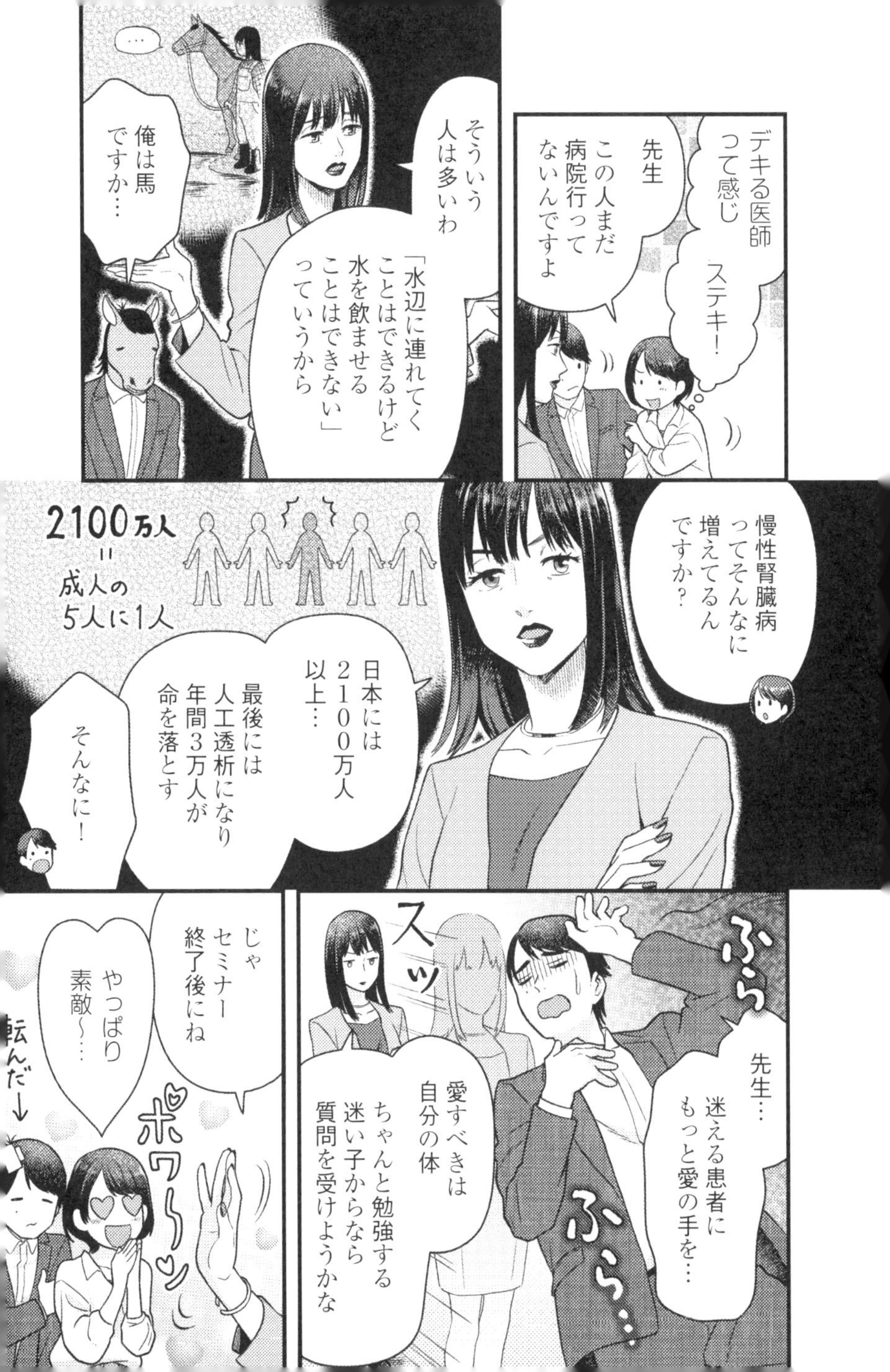
デキる医師って感じ
ステキ！
先生
この人まだ病院行ってないんですよ
そういう人は多いわ
「水辺に連れてくことはできるけど水を飲ませることはできない」っていうから
…
俺は馬ですか…
慢性腎臓病ってそんなに増えてるんですか？
日本には2100万人以上…
最後には人工透析になり年間3万人が命を落とす
そんなに！
2100万人
=
成人の5人に1人
ふら
スッ
先生…
迷える患者にもっと愛の手を…
愛すべきは自分の体
ちゃんと勉強する迷い子からなら質問を受けようかな
ふら…
じゃセミナー終了後にね
やっぱり素敵～…
ポワ～ン
転んだ↓

「血圧が気になる人」の血圧どころじゃない大問題

最初に、一人の実在の人物に登場してもらいましょう。

保険関連の有名企業に勤める男性Aさんは、46歳の働き盛り。同期の仲間には、早くも肩叩きに遭《あ》う人が出ている中で、役員登用の噂《うわさ》も流れる有能な人物です。

とはいえ、大学生の子どもが2人いて、家のローンも残っている身。これからも、**いかに健康で長くいい仕事をするかがAさん個人の最大のテーマ**です。

そんなAさんが気にしているのが「血圧」です。若い頃と比較して少しお腹は出てきたものの、まだ肥満というほどではない、とAさんは思っています。ただ、毎年少しずつ血圧が高くなってきており、健康診断の度に指摘されるのです。

奥さんからも「一度、ちゃんと病院で診てもらってよ。脳の血管が切れたりしたら大変よ」と脅《おど》かされます。しかし、どうも気が進みません。同僚に、「血圧の薬は一度飲み始めたらやめられない」とか「薬によって血圧が下がりすぎてしまうこともあって、飲み方が難しい」などと聞かされているからです。

Aさんはときどき家で血圧測定をしており、だいたい上（収縮期）の血圧が145前後、下（拡張期）の血圧が90前後ですから、医学的には立派な高血圧です。でも、とくに辛い症状もないため、薬を飲むのは抵抗があるようです――。

実は、Aさんくらいの血圧の人は働き盛りの世代にはごまんといて、その多くが彼のように〝煮え切らない態度〟をとっています。**自分の血圧について、内心ではとても気になっているけれど、「大丈夫さ」と鷹揚《おうよう》に振る舞っている**のです。

さらに彼らは、「血圧は下げないほうがいい」などと主張する怪しい書籍や雑誌記事を見つけては、自分に都合のいい解釈をして安心しているケースが多くあります。

その気持ち、わからないでもありません。私自身は降圧剤を服用して血圧をコントロールしていますが、もし医者でなかったら、「薬は飲みたくない」と考えるかもしれません。

しかし、腎臓について知っていれば、とてもそんな危ない橋は渡れません。Aさんも、早い段階での投薬治療が必要です。

Aさんの奥さんが心配しているように「脳の血管が切れるから」ではありません。145くらいの血圧では、そうそう簡単に脳の血管が切れたりはしません。

まだ40代のAさんにとって、脳の血管が切れやしないか心配だとか、でも薬はなるべく飲みたくないとか、そんなところに引っかかっている場合ではないのです。

血圧が高いと（それが「高値血圧」に分類されるようなレベルであっても）、気づかぬうちに解毒の要《かなめ》である腎臓がじわじわ悪くなっていきます。そして、気づいたときには取り返しのつかないことになります。

これが大問題なのです。

「ちょっとだけ異常値」が示す「すごくまずいこと」

血圧だけでなく、**40歳を過ぎた頃から、健康診断での「ちょっとだけ異常値」が多くなります**。

血糖値が高め。
コレステロール値が高め。
尿酸値が高め。
ＢＭＩ値が高め。

などなど、「どれもこれもあてはまる」という人もいるかもしれません。

かなりの異常値を示したなら、嫌でも治療を受けるでしょう。ところが、なまじ「高め」程度で収まっていると、「まあ、いいや」と放置してしまうことになります。

　このことが、あなたの**解毒能力を確実に低下させていきます**。そうして最後には、繊細で複雑な機器（臓器）である腎臓を壊してしまうのです。

　風邪を引いたとか、お腹を壊したというなら、病院で治療を受けなくとも、持ち前の免疫力で治すことができます。しかし**腎臓は、安静にしていれば自然に良くなるなどということはありません**。放置していたら指数関数的に悪化に向かい、**「解毒能力ゼロ」という終着点**だけが待っています。

　やっかいなのは、そんな状態になるまで本人はもちろん、医師でさえ気づかないこと。気づいたときには手遅れとなり、100歳まで生きるのはおろか、「定年後もできるだけ長く仕事をしたい」などという願いも叶わなくなります。

　どうしてそんなことになってしまうのか。詳しくは後述しますが、「最悪の事態」を避けるためにいまのあなたにできること、すべきことがあります。

①「ちょっとだけ異常値」を放置しない

②「ちょっとした不調」（だるさや吐き気、不眠、イライラ、頭痛、集中力や思考力の低下、口臭……）を軽く考えない

こうした変調があったら、

「もしかしたら解毒力が落ちているのかも」

「これって腎臓と関係しているのかも」

と考え、行動に移す。それこそが、あなたの10年後のために非常に大きな意味を持ちます。

20万人を診てわかった健康を奪う「医学的大問題」

私は、大学病院の勤務医時代から、クリニックを開設し今日に至るまでの40年間にわたり、のべ20万人以上の患者さんを診てきました。患者さんのバックグラウンドは実に多様で、感じ取れる人生観もそれぞれです。

しかしながら、診察経験を通し、どんなケースであろうとも、人間にとってなにより重要なことは2つあると感じています。

1つは**「死なない」**こと。

もう1つは**「ぼけない」**こと。

この2つをクリアしていれば、何歳であろうとも、多少の持病を抱えていても、それなりに充実した日々を送ることができるからです。

「死なない、ぼけない」というのは、私自身の願望でもあります。おそらく、あなたも同じではないでしょうか。


たしかに、仕事やお金は大事です。あなたが働き盛りの年代なら、出世競争には負けたくないでしょうし、給料もできる限り欲しいですよね。

もちろん、家族も大事でしょう。もしかしたら中には、素敵な恋の真っ最中の方もいるかもしれません。そんなときは、「この人と過ごしている時間こそがなによりも重要だ」と感じることでしょう。

しかしそれとて、**ぼけずに生きていればこそ可能**なのです。


命を与えられた私たちが第一にしなければならないのは、死んだりぼけたりしない努力であると私は思っています。

「わかっているよ。だから日頃から食べ物に気をつけたり、運動をしたりしているんだ。けれど、年齢とともにいろいろな不調が出てきてしまうんだ」

こんな嘆きが聞こえてきそうです。

私はこれまでも、健康を維持するための食事法などについて、多くの著書を出版してきました。姉妹編で約100万部のベストセラーになった『**医者が教える食事術　最強の教科書**』（ダイヤモンド社）をはじめ、たくさんの読者の方に手に取っていただき、みなさんの健康意識が確実に高まっているのを肌で感じています。

一方で、そうした人々の頑張りを水泡に帰してしまうような「医学的大問題」が、静かに、しかし着々と進行しています。解毒能力が著《いちじる》しく低下する**「慢性腎臓病（ＣＫＤ）」**が、一見、健康な人たちに浸潤《しんじゅん》しているのです。

「疲れが溜まっている」不調は体からの緊急アラート

それにしても、「腎臓」って地味な印象ですよね。

実は、2020年7月からACジャパンがテレビコマーシャルを流し始めました。日本腎臓財団による啓蒙《けいもう》広告で、今いかに慢性腎臓病が増えているかについて警鐘を鳴らす内容でした。気づいた人、我がこととして捉えてくれた人がどれほどいたでしょうか。

「はあ、腎臓？　医学的大問題とか、慢性腎臓病とか言われても、そんなことは私たちにどうすることもできないよ。医療関係者に任せておくしかないでしょう？」

たしかに、その通りなのですが、それでは間に合わないから、私は本書を書いているのです。

腎臓は、私たちが日頃から健康を維持するために必須の「解毒」を、ひとときも休むことなく行う臓器です。**解毒とは、言い換えれば、体内の「浄化」作業。**

コロナ禍《か》においては換気の重要性が強調されています。同様に、なににつけ私たちは、汚れたものを溜め込んではならず、外に出して新鮮なものと取り換えねばなりません。それを腎臓の膜を通すことで行っており、つまりは、私たちの体が毎日フレッシュに命をつないでいられるのは、腎臓のおかげなのです。

その重要な腎臓について、以下の緊急事態が発生していることを、まずは知ってください。

- **腎臓は「沈黙の臓器」といわれ、よほどのことがない限り悲鳴を上げない。**
- **悲鳴を上げたときにはもう手遅れで、「解毒・浄化」ができない体になっている。**
- **「解毒・浄化」ができなければ、体中に毒素が回って私たちは死ぬ。**
- **一方で、手遅れになる前に確実な検査と治療を受ければ、間違いなく助かる。**
- **しかし、腎臓について理解している医療関係者が極端に不足している。**
- **そのため、実際には手遅れで「解毒・浄化」ができなくなるケースが続出している。**

・実は、日本人の成人5人に1人は慢性腎臓病に罹《かか》っている。
・ただ沈黙の臓器ゆえ、たいていの人が気づかずに放置し、手遅れになる道を進んでいる。

あなたもすでに、慢性腎臓病である可能性は十分にあります。それによって、だるさやイライラ、不眠などいろいろな不調を抱えているにもかかわらず、「疲れが溜《た》まっているせいだ」と間違った判断をしているかもしれません。

もちろん、健康な腎臓を維持しているかもしれません。だったら、なおさら真剣に生活を見直す必要があります。普段からのさまざまな不調を軽視せず、正しいメンテナンスを行っていくことが、あなたの腎臓の状態、しいては寿命を決定づけるからです。

心筋梗塞、脳卒中、がんを誘発する「慢性腎臓病」

腎臓病には「慢性腎臓病」と「急性腎臓病」があり、本書で扱っているのは前者です。特殊な原因で急速に症状が進む急性腎臓病は、原因さえ除けばむしろ治りやすいといえます。**問題は、いつの間にか進行し、気がついたときには手遅れになっている慢性腎臓病**です。

慢性腎臓病には、糖尿病の合併症、高血圧に起因するものなど、原因によって細かい名称の違いはありますが、治療法や懸案事項は同じなので、「慢性腎臓病」としてまとめて呼ぶのが世界基準となっています。本書でも同様に話を進めていきます。

慢性腎臓病は、みなさんが考えているよりもはるかに恐ろしい病気です。進行すれば、今述べてきたような解毒や浄化ができなくなって命を失うか、人生のＱＯＬ（生活の質）

を著しく低下させる**「人工透析《とうせき》」**（人工的に血液中の余分な水分や老廃物を取り除き、血液をきれいにして体内に戻すこと。詳しくは後述）を必要とするからです。

また、慢性腎臓病が怖いのは、心筋梗塞《しんきんこうそく》や脳卒中《のうそっちゅう》、がんなどを誘発し、その進行を早め死に至らしめるファクターともなるからです。

本来であれば、このような病気に対してはしっかりした検査・医療体制を整えていくべきなのですが、正直言って「間に合わない」状態です。

なにしろ、**日本には腎臓の専門医はわずか５６００人しかいない**のです。

その一方で、患者数は激増の一途にあります。２０１１年には日本の慢性腎臓病患者は１３３０万人と報告されていたところ、２０２０年になって世界的に有名な「THE LANCET」という医学雑誌で**２１００万人**（２０１７年データ）であると新たに報告されました。つまり、約10年で７７０万人も増えたことになります（Lancet 2020;395:709-733）。

困ったことに、ほとんどの医師はこのことをまったく知りません。ましてや、一般の人たちが知るはずもありません。結果的に、自分が慢性腎臓病になっていることを認識できぬままに放置し、毎年４万人が人工透析に入らざるを得なくなっているのです。あなただって、人ごとだとは決して言えません。

激増する患者さんに対応できていないのは日本に限った話ではありません。昨今、世界中で慢性腎臓病の増加が大問題となっているのです。

こうした状況にあって、医療体制の整備を「待って」いるのは賢明ではありません。本当に自分の健康を守りたいなら、自分自身で取り組むことが必須です。その方法を、本書で明らかにしていきます。

といっても、その方法は実に簡単。後述する**「ある検査」を行うことで早期に発見し、手遅れにならないうちに治療を始める**――。これだけで腎臓病は間違いなく治ります。あなたは決して透析にはなりません。

糖尿病専門医の私が誰よりも腎臓病に詳しいワケ

私は糖尿病専門医ですが、単に糖尿病だけを診ているのではありません。自分の患者さんが「死なない、ぼけない」ために、あらゆる角度からフォローをしています。糖尿病の治療にあたっては、**血糖値のコントロールよりもはるかに重視しているのが合併症の腎症予防**です。モットーは、「自分の患者さんを透析にだけはしない」。だから私は、腎臓内科医ではないけれど腎臓にとても詳しいのです。

私は、北海道大学医学部を卒業し、当時はまだ患者さんも少なかった糖尿病を専門に研究していく道を選びました。その当時から、「糖尿病で大事なのは合併症の腎症であり、それが治せるようになれば問題は解決する」と考えていました。

中でも、**腎臓病を発症・悪化させる「AGE《エージーイー》：終末糖化産物（詳しくは86ページ参照）」**

という老化促進物質に注目し、アメリカのロックフェラー大学などで、５年間、研究に没頭しました。

その間、「絶対に不可能だ」といわれていた**血中ＡＧＥ値の測定に世界ではじめて成功**。その研究内容について「The New England Journal of Medicine」「THE LANCET」「SCIENCE」などの一流医学誌に、第一著者として論文を掲載してきました。

以後、40年間の糖尿病専門医としての年月は、ほぼ腎臓およびＡＧＥの研究にあててきたと言っても過言ではありません。

そんな私が、ここ数年**「糖尿病の合併症に限らず、大変なことになっている」と強い危機感を抱いているのが慢性腎臓病の激増**なのです。

せっかく１００歳まで生きられる可能性を手にしながら、このままでは多くの人にとって夢で終わることになりかねません。

死亡率が4倍超に上昇、慢性腎臓病は「隠れ死因」の裏ボス

■日本人の死亡原因

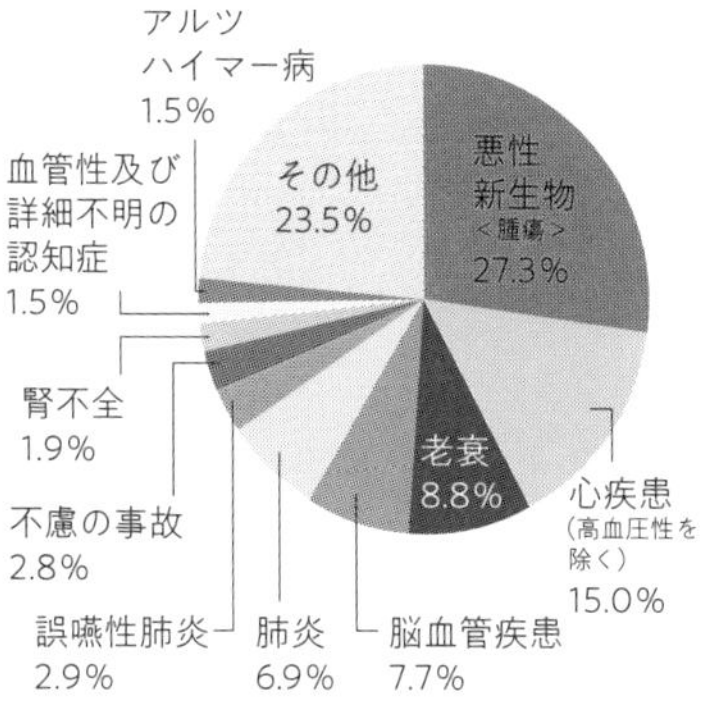

「令和元年（2019）人口動態統計（確定数）の概況」
（厚生労働省）より

厚生労働省の発表（2019年）によれば、今、日本人の死因の第1位はがん、第2位は心疾患です。第3位老衰、第4位脳血管疾患、第5位肺炎、第6位誤嚥《ごえん》性肺炎、第7位不慮の事故と続いて、第8位に腎不全が入ります。腎不全とは、すなわち腎臓が機能しなくなることです。

この死亡原因の第8位という順位を、あな

たはどう捉えたでしょうか。

「腎臓って、意外と重要なところにいるんだな」と感じるか、「8位ならたいしたことはないな」と思うかは、人それぞれでしょう。

しかし、**8位という数字が示すよりも、慢性腎臓病ははるかにタチが悪い**のです。

前述の通り、慢性腎臓病があると、心筋梗塞、脳卒中、がんなどさまざまな病気に罹りやすくなることや、その進行・悪化を早めることがわかっています。

つまり、**慢性腎臓病がある人は、腎不全で亡くなる以前に、心筋梗塞や脳卒中、がんなど、ほかの病気に罹り、その病気が進行して亡くなった可能性が高い**と考えられるのです。単純に表面に現れた数字だけで判断することはできません。

実際に、**慢性腎臓病になると、死亡率が平均で4倍に上がる**ことがわかっています。この死亡率は慢性腎臓病が重症になるほど高くなり、最大で5・9倍にまでアップします。慢性腎臓病に罹ることは、治療法がわかってきたがんに罹るよりもむしろ恐ろしいといえるのです。

また、**慢性腎臓病は、感染症による死亡・重症化リスクも跳《は》ね上げます**。

世界中を震撼《しんかん》させた新型コロナウイルスの流行では、感染してもまったく症状がない

■慢性腎臓病になると死亡率は4倍になる

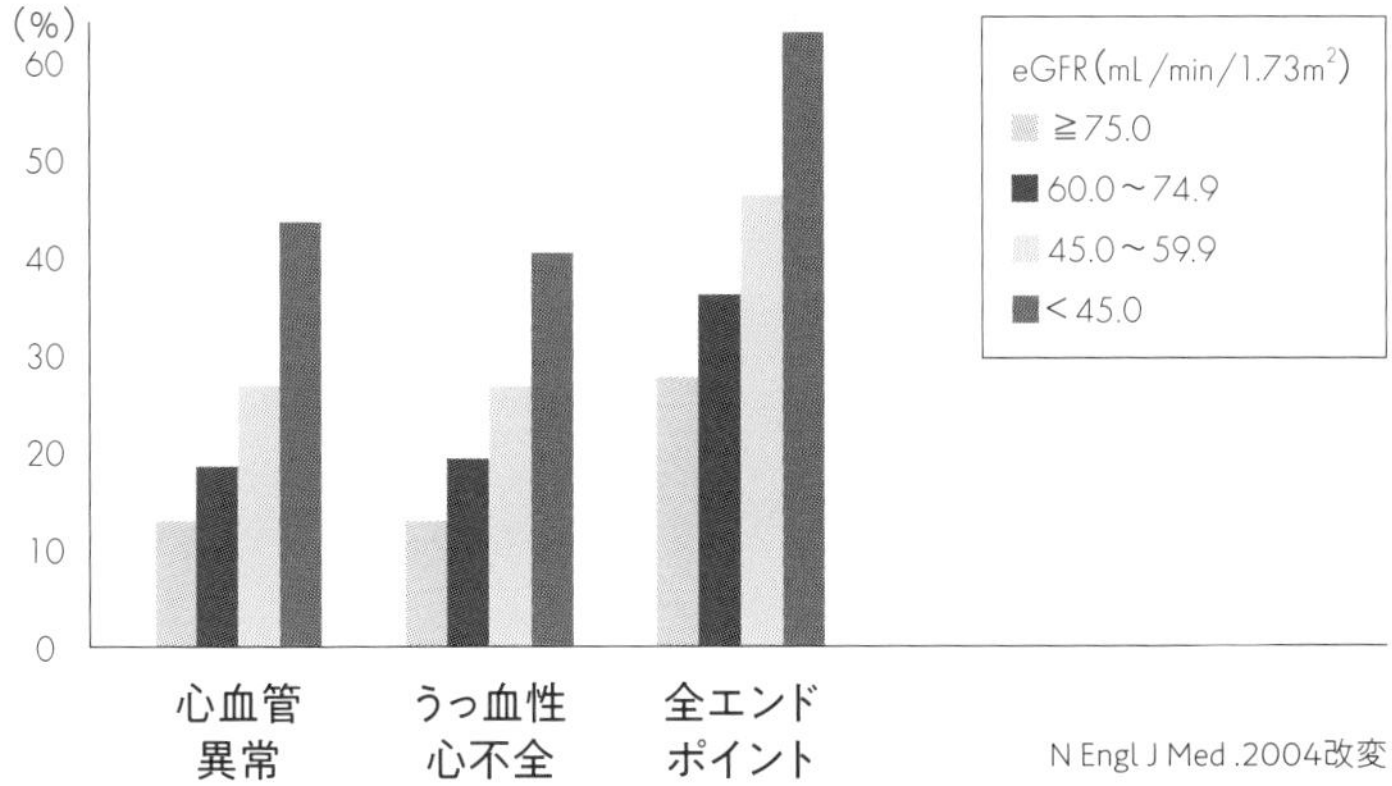

N Engl J Med .2004改変

人やごく軽症で済む人がいる一方で、あっという間に亡くなる人もいます。

そのリスク因子として「高齢」「持病」が指摘されましたが、**持病の最たるものは慢性腎臓病**でしょう。ただ、高血圧や糖尿病のように自覚できておらず、患者さんからの病名申告は実情よりも少なかったかもしれません。しかし、実は慢性腎臓病を患っていて、それにより重症化し、命を落とした人が多いのです。

とくに、**慢性腎臓病で透析を行っている人の新型コロナウイルス感染による死亡率は一般の人よりなんと6倍も高い**と報告されています（第63回日本腎臓学会総会・特別シンポジウム）。

また、**最新の調査では、一般の人の死亡率1・9%に対し、透析患者さんの死亡率は14・2%と7倍以上の高率**であることが明らかになっています（「新型コロナウイルス感染症に対する透析施設での対応について 第五報」日本透析医学会、２０２０・10・８）。

ちなみに、糖尿病の持病の有無について見てみると、糖尿病でない人は２・７％の死亡率なのに対し、**糖尿病の人の死亡率は７・８％と大きくアップ**します。中でも糖尿病のコントロールがひどく悪い場合は、さらに11・０％まで死亡率が跳ね上がります（Cell Metabolism 2020;31:1068-1077）。

糖尿病の人は、そもそも合併症で腎臓を悪くしやすいこともあり、新型コロナウイルス感染で命を落とすことがないように、日頃から血糖値をコントロールしていく必要があります。

いずれにしても、新型コロナウイルスの流行収束後も、また必ず新しい病原体が登場することでしょう。そのたびに、私たちは感染症との闘いを勝ち抜いていかねばなりません。しかし、**慢性腎臓病があるだけで、とても不利な戦いを強いられる**。そのことは忘れないでいてください。

「少し腎機能が落ちてますすね」は2年以内に人工透析リスク

あなたが一番、罹りたくない病気はなんでしょう。
がんではありませんか？

がんが恐れられるのは、発見したときには手遅れで命が助からないケースが多いからです。だからこそ「早期発見が大切」といわれてきたのですが、普通の健康診断では、なかなかそれは叶いません。毎年きちんと健康診断を受けているのに、がんで命を落とす人があとを絶ちません。だから怖いのです。

一方で、慢性腎臓病については、まだ「余裕」を感じている人が多いのではないでしょうか。もしかしたら、「慢性」という呼び名がインパクトに欠けるのかもしれません。

しかし、だとしたらなおさら事態は深刻です。

本当は、慢性腎臓病にはがんと同様に恐れる意識が必要です。

たとえば、肺の細胞に、あるとき運悪くがん細胞が発生したとします。この細胞はまず2つに、それが4つにと分裂を繰り返していきます。

その速度は非常にゆっくりとしたもので、肺のCT検査で見つけられる大きさに成長するには、20年くらいかかると考えられています。なぜなら国立がん研究センターの調べではなんと10～19年前にタバコをやめた人にも高率に肺がんが発生しているからです(International Journal of Cancer 2002;99:245-251)。とっくにがん細胞自体は分裂を始めているのだけれど、見つけられない期間が最長20年近くあるわけです。

ただし、肺のCT検査を毎年受けていれば、「命が助かる大きさ」で見つけることができます。助かる肺がんの大きさは、直径1・5センチ以下といわれています。この大きさだと、リンパ節への転移はありません。

一方で、健康診断で行われている不明瞭なレントゲン撮影に頼っていれば、「助からない」事態になります。というのも、それまでゆっくり成長していたがん細胞も、1・5センチくらいになると、その後1年で加速度的に大きくなり、リンパ節などへの転移が始まります。こうなっては〝手遅れ〟なのです。

要するに、私たちががんを「治せる早期」で見つけられるチャンスは限られており、そのタイミングを逃さないのがなによりも大事だということです。

同じことが慢性腎臓病にもいえます。

非常に重要なことなので本書では何度も繰り返しますが、**一般的な健康診断で「あなたは少し腎機能が落ちていますね」などと指摘されたときには、「少し」どころか「ひどく」進行している**ケースがほとんどなのです。**具体的には、2年以内に透析になる**可能性が高いと考えていいでしょう。

目覚ましい進歩を遂《と》げている医療の世界にあって、こうしたことが起きるのは、**腎臓病の予防と治療に関する分野が最も遅れている**からです。あたかも、そこだけストンと抜け落ちたような状況なのです。

しかし、そのことにほとんどの人が気づいておらず、医師すらも理解できていないのが現状です。

そういう意味では、人々の認識が深まっているがんよりも恐ろしい病なのかもしれません。

だからこそ、慢性腎臓病と無縁ではない日頃の不調を「ありがちなこと」と看過《かんか》せず、100歳まで健康で生き抜く体をつくりあげる意識が大切です。

第1章

解毒能力を落とす勘違い13

あなたの「健康常識」は間違いだらけ

本題に入る前に、まずはあなたの「間違った常識」を正すことから始めたいと思います。次ページから13個の「誤解」を示します。一般に陥《おちい》りがちなものが「×」、切り替えるべき新しい認識を「○」で示しています。

なぜ？

どうして？

そんなふうに感じる項目もあると思います。でも、まずはそのままインプットしてください。

どうしてその習慣がダメなのかは、本書を読み進めるうちに理解できるはずです。そして、これからどうすべきかも、「医学的に正しい方法」として第3章以降でお伝えしていきます。

勘違い❶

「体に良い食べ物」を摂っているから大丈夫

×

健康は食べることで決まると思っています。だから、とにかく食事には気をつけ、栄養素のバランスはもちろん、食べる時間や量にも注意しています。

○

それだけでは健康は守れません。食事をすれば、体内で有害物質が発生します。それをしっかり「処理」することこそ大事。「入れる」以上に「出す」能力が問われているのです。

勘違い②

現在、健康でなにも問題がないから大丈夫

×

そもそも健康には自信があります。仕事では残業も接待もなんなくこなせるし、家庭も遊びも充実。このまま定年まで突っ走るつもりです。

○

こういう人が一番まずい。無自覚のうちに自分の解毒能力がどんどん落ちていることを見逃します。気づいたときには、解毒能力ゼロになっていることがあるから怖いのです。

勘違い③

小さな不調はあるが、たいしたことはないので大丈夫

×

体調には敏感で、小さな不調もキャッチできます。ただ、どういう経過を辿《たど》るか自分でわかっているので、いちいち大騒ぎしません。

○

小さな不調にこそ腎臓の大問題が隠れています。あなたの解毒能力が低下しているのかもしれません。それを「いつものことだ」とスルーしてしまうと、大変なことになります。

勘違い④

普段から美容に気をつけ、果物や野菜をたっぷり摂っているから大丈夫

×

私はもともと美容には気をつけています。そのために、普段からビタミンたっぷりの果物や野菜をたくさん食べています。

○

美容には、ＡＧＥという悪性の物質を避けることが第一です。果物には果糖という糖質が含まれており、太りやすいだけでなくＡＧＥを大量につくる原因になります。野菜も、ジャガイモなどの根菜には糖質が多く、太る原因になり、体内にＡＧＥを増やします。

勘違い⑤

便通バッチリ、毒素も排出できているから大丈夫

×

便通が良くなるよう心がけています。おかげで毎日、快便。老廃物も毒素もスカーッと便器に流しています。

○

有毒物質は便の中にはほとんど含まれません。便秘をすれば毒素は溜まりますが、それも結局は血液中に回り、尿として排泄《はいせつ》されます。だから腎臓が大事なのです。便にばかり注目していると、大事なことを見逃します。

勘違い⑥

お酒もタバコもやらない、サプリメントで健康管理をしているから大丈夫

×

私はタバコはいっさい吸いません。お酒も飲みません。食事以外で口にするのは、健康のためのサプリメントだけと決めています。

○

タバコを吸わないのは大賛成。タバコに含まれるニコチンは、腎臓が解毒しなければならないからです。でも、サプリメントにも解毒は必要で、腎臓には負担がかかるのです。中には腎臓を悪くするものもあるので、ときどき腎臓の検査をしたほうがいいでしょう。

勘違い⑦

いろいろなデトックスを試しているから大丈夫

×

体から毒を出すという「デトックス」が趣味です。断食、ハーブ、イオンフットバス、コーヒー浣腸《かんちょう》……いろいろ試したい！

○

どれも解毒には役立ちません。そもそも、デトックスという言葉は医学の場で扱われていません。医学的に効果が確認されたものはなく、〝インチキビジネス〟に無駄なお金を使っているだけだと、早く気づきましょう。

勘違い⑧

日常的な運動習慣があるから大丈夫

×

丈夫な体を維持するために運動を欠かしません。ほぼ毎日、自宅周りを走っており、マラソンを完走するのが目標です。

○

マラソンやジョギングは活性酸素を増やすのでよくないという考えもあり、本当に長寿に役立つかどうかはまだ確定していません。最近はむしろ、食後にこまめに軽い体操やスクワットなどの筋トレをしたほうが血糖値も安定し、肥満を防ぎ、アルツハイマー病も予防するといわれています。

勘違い⑨

スポーツクラブに通い、筋トレをしてプロテインを摂っているから大丈夫

✕

スポーツクラブに通って体を鍛えています。少しでも効率よく筋肉をつけるために、プロテインを愛飲しています。

○

看過できないレベルの間違いです。この根拠のない思い込みによって、多くの人が気づかないうちに腎臓を害し、解毒能力をダメにし、しいては命を縮めています。原材料が卵や牛乳であったとしても同様です。タンパク質の取りすぎは腎臓をダメにするのです。

勘違い⑩

会社の健診でも、人間ドックでも「異常なし」だから大丈夫

×

会社の健康診断だけでは心配なので、人間ドックも受けています。人間ドックで「異常なし」と言われてはじめて安心できます。

○

人間ドックでも早期がんの発見は困難です。ましてや、腎臓についてはまったく抜け落ちているので、「異常なし」に安心するのはかえって危険です。

勘違い⑪

古い付き合いの「かかりつけ医」がいるから大丈夫

×

近所のクリニックの医師のほか、大きな病院にも主治医がいます。病状によってこのどちらかにかかっており、医師との関係はばっちりです。

○

患者さんの激増に対し、腎臓専門の内科医は極端に不足しています。一般の内科医は腎臓病については専門外で詳しい知識はありません。大きな病院の医師であっても、どうしたら慢性腎臓病を早期に発見できるか、発見したらどう治療していくべきかを知らないことがあるので、信用しすぎは危険でしょう。

勘違い⑫

日本には健康保険制度があるから、腎臓が悪くなったら病院に行けば大丈夫

×

アメリカを見ていると、日本には国民皆保険制度があって良かったと心から思う。腎臓を悪くしたら、しっかり治療を受けるつもりです。

○

日本の医療制度を破壊するかもしれないのが慢性腎臓病の急増です。それに、残念ながら保険制度があっても早期発見にはつながりません。多くは手遅れの状態で見つかり、治療法がないので人工透析になってしまいます。今の保険制度では「治してもらえない」可能性大です。

勘違い⑬

家系はみんな老衰で、腎臓の病気で死んだ親族はいないと思うから、自分もきっと大丈夫

✕

私の家系には腎臓病で亡くなった人は１人もいません。それに私自身、原因となる糖尿病も高血圧も肥満もないので、大丈夫でしょう。

○

がんと同じで、家系に腎臓病の人がいないから大丈夫とはまったく言えません。なぜなら、今は成人の５人に１人が慢性腎臓病の患者さんです。他人事ではないのです。詳しい検査をしたら、あなたもすでに罹《かか》っているかもしれませんよ。

第2章

100歳まで動く体は腎臓次第

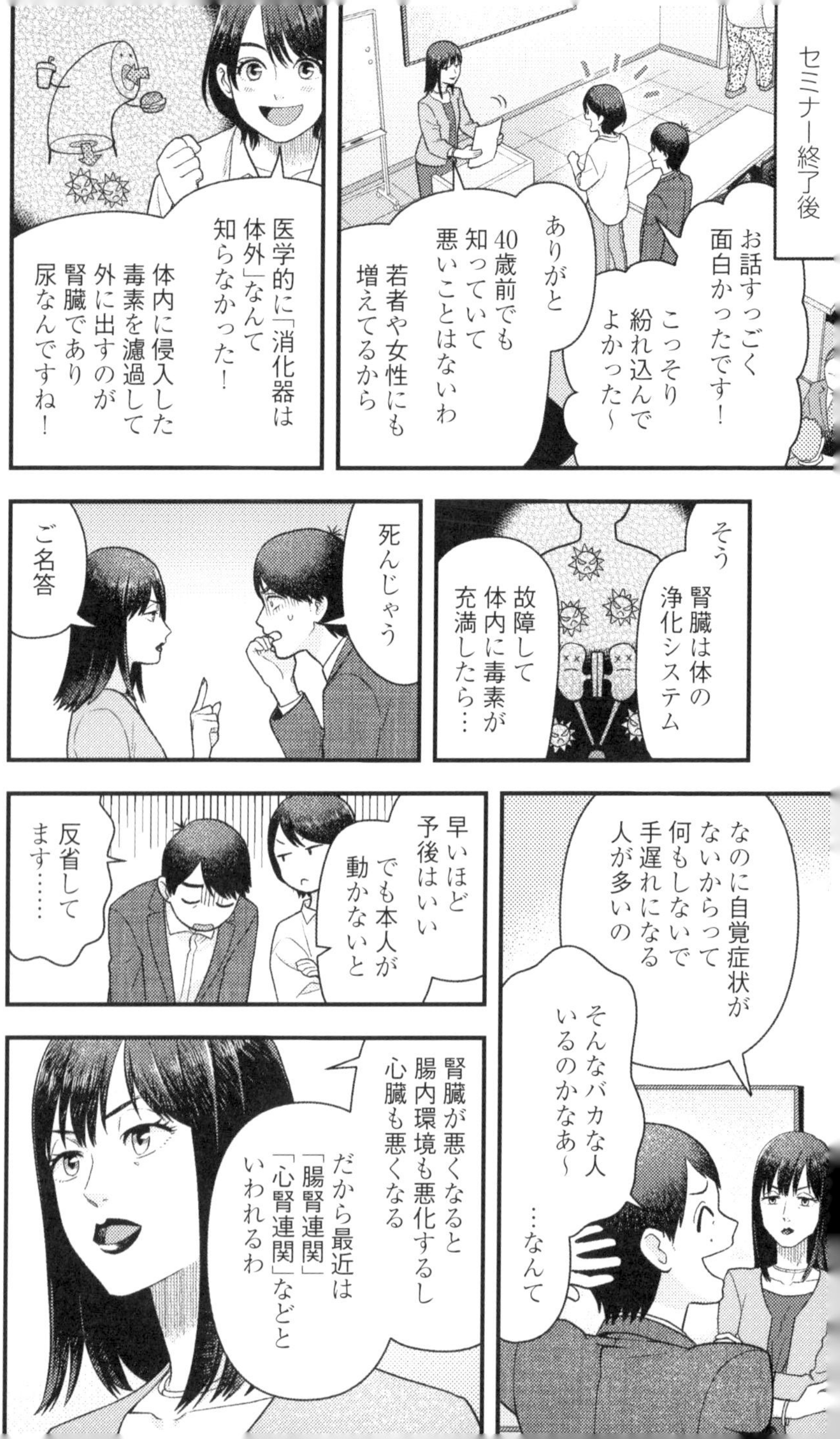
セミナー終了後
お話すっごく面白かったです！
こっそり紛れ込んでよかった〜
ありがと
40歳前でも知っていて悪いことはないわ
若者や女性にも増えてるから
医学的に「消化器は体外」なんて知らなかった！
体内に侵入した毒素を濾過して外に出すのが腎臓であり尿なんですね！
そう
腎臓は体の浄化システム
故障して体内に毒素が充満したら…
死んじゃう
ご名答
なのに自覚症状がないからって何もしないで手遅れになる人が多いの
そんなバカな人いるのかなあ〜
…なんて
早いほど予後はいい
でも本人が動かないと
反省してます……
腎臓が悪くなると腸内環境も悪化するし心臓も悪くなる
だから最近は「腸腎連関」「心腎連関」などといわれるわ

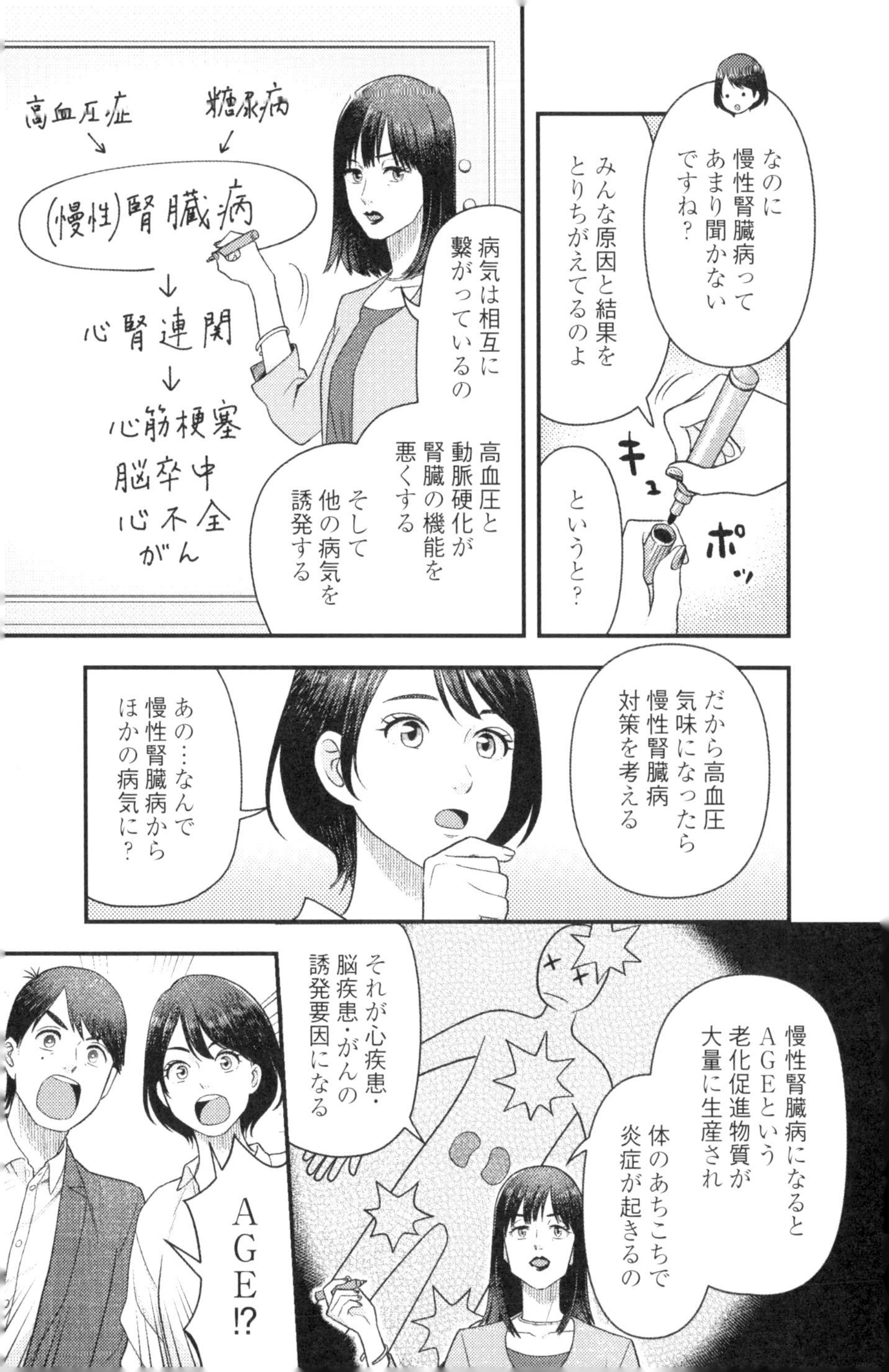
なのに慢性腎臓病ってあまり聞かないですね？
みんな原因と結果をとりちがえてるのよ
キュ
ポッ
というと？
高血圧症
糖尿病
(慢性)腎臓病
心腎連関
心筋梗塞
脳卒中
心不全
がん
病気は相互に繋がっているの
高血圧と動脈硬化が腎臓の機能を悪くする
そして他の病気を誘発する
だから高血圧気味になったら慢性腎臓病対策を考える
あの…なんで慢性腎臓病からほかの病気に？
慢性腎臓病になるとAGEという老化促進物質が大量に生産され
体のあちこちで炎症が起きるの
それが心疾患・脳疾患・がんの誘発要因になる
AGE⁉

「食べて出す」より大事 健康をつくる尿の解毒システム

食べ物は、単純に空腹を満たすだけの存在ではありません。たとえば、ご飯の炭水化物はブドウ糖に、肉や魚のタンパク質はアミノ酸に……といろいろな物質に分解され、小腸から血液中に吸収されます。そして全身に運ばれ、さまざまな用途に使われます。

だから、「好きなものを食べて、お腹がいっぱいになれば満足」というのではダメで、**「体の働きのためにどんなものを食べるか」を考えることが重要**だと、健康意識の高い人たちは知っています。

しかし、人生１００年時代の健康管理には、それだけでは不十分です。**体に「なにを入れるか」に加えて、老廃物や毒素を「どう出すか」が不可欠**です。

そして、老廃物や毒素は、もっぱら尿に排出されます。便ではありません。

■ 消化器は「外界（体外）」

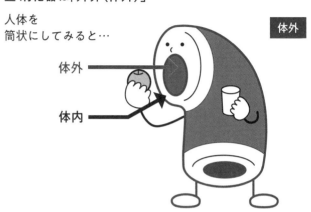

人体を
筒状にしてみると…

医学用語では、**口から肛門までを消化器、または消化管と呼びます。このひと続きの管は「体外」**、つまり体の外に属していると捉えられています。驚くなかれ、体内とは異なる「外界」なのです。

食べ物や水や空気や消化液などがそこを通りすぎ、その過程でさまざまな栄養素や必要な水分を吸収し、いらないものはそのまま肛門から排泄《はいせつ》されます。

我々の体は素晴らしく完璧にできていて、**外界である消化管から必要なものを体内に取り入れ、不要なものや有害なものは絶対に体の中に入らないように設計されています。**

たとえば、胃液が強い酸性なのは有害なウイルスや細菌を殺すためです。もし、胃を通ったあとも有害なものが残っていたら、そのまま外界である消化管を通過し、便の中に出してしまうため体内に問題は起きません。

つまり、**便の排泄は、あくまで体外で行われている話**なのです。


大事なのは体内です。その**体内で発生する有害物質をどう処理するか**です。

体内では、さまざまな有害物質が絶えず発生しています。もともと老廃物や毒素は、食事を摂らずとも呼吸しているだけで生成されますが、**腎臓はそれら不要物だけを尿の中に捨てるという神業的な作業を行います**。

とくに、体の中にある大量のタンパク質は絶えず新しいものにつくりかえられており、古くなったタンパク質は分解され、尿素という物質になって腎臓から排泄されます。

腎臓が悪くなると、この尿素が出せなくなり、溜まってしまう「尿毒症」という状態に陥《おちい》ります。尿毒症になれば、体中に毒素が回り命を落とします。

このように、**腎臓とは私たちの命を根幹から支える臓器であり、素晴らしい浄化システム**として、壊してはならないものなのです。

尿を見るだけで健康状態はすべてわかる

腎臓がつくる**尿からは、いろいろな体のサインが読み取れます**。

糖尿病が進行すると、血液中にブドウ糖が溢《あふ》れるだけでなく、尿にも出てきます。塩分を摂りすぎれば、やはり尿に出てきます。

野菜にたくさん含まれるカリウムも、増えすぎて「高カリウム血症」という状態になれば不整脈を起こして命に関わりますから、腎臓が調節して尿に出しています。

アリナミンなどビタミンB剤を多く摂ったときには、少し黄色みが強い尿になって独特の匂いがしますね。これも、過剰な分を腎臓が尿に出しているからです。

このように、**腎臓は体の中でいろいろな成分がほどよく存在するように調整し、多すぎるものを尿に出しています**。私たちの尿には、腎臓の素晴らしい働きが集約されているのですが、あまりにも当たり前に毎日、何回も排泄しているために、そのありがたみに気づきません。

一方で、みんな便には敏感です。下痢も便秘も嫌なものだし、すかっと快便で毎日を気分良く過ごしたいからでしょう。

しかし、便秘で死ぬことはありません。昔はコレラでひどい下痢をして脱水症で死ぬ人がいましたが、点滴が発明されて過去の話となりました。

「便の状態は健康のバロメーター」と考えて毎日気にかけている人も多いでしょうが、便を見て健康か否かの判定はなかなか下せません。

というのも、いくらすかっと快便であっても、それによって有毒物質が体外に出るわけではありません。便に含まれているのは、食べた物のカスと腸内細菌の死骸、大量に出た消化酵素などです。

前述したように、便に含まれるのはすべて「体外」のものです。重要なのは「体内」に発生する有毒物質をいかに確実に体外に排出するか。それを行うのは、もっぱら腎臓の役割なのです。

多くの人が間違っているのですが、**解毒の本質は、大腸をきれいにすることではあり**

ません。腎臓をしっかり働かせることです。

それをわかっていないと、効果の不確かな、怪しげな**「デトックス商売」**にはまってしまいます。

腎臓が悪くなると腸内環境も悪化する

便によって有毒物質が体外に出されるわけではないといっても、快便は大事です。腸内環境が私たちの健康状態を大きく左右することは、よく知られるようになってきました。中でも、解毒を担う腎臓が受ける影響は甚大です。

たとえば最近になって、腸内環境が悪くなり腸内細菌の働きが乱れると、「腸管壁浸漏症候群」という病気になることがわかってきました。

原因は、砂糖や精製された穀物の過剰摂取、偏食、過食、精神的ストレスなどさまざまですが、この病気になると、腸のバリア機構が崩れてしまいます。

すると、本来なら外界、つまり体の外に属しているはずの腸から、体内に入ることはないはずの有害物質が大量に入ってきてしまいます。それによって、アレルギーなどさ

■腸内環境と腎臓には密接な関係が

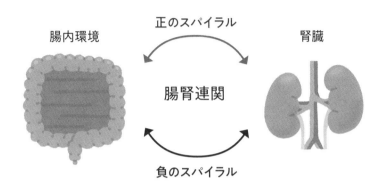

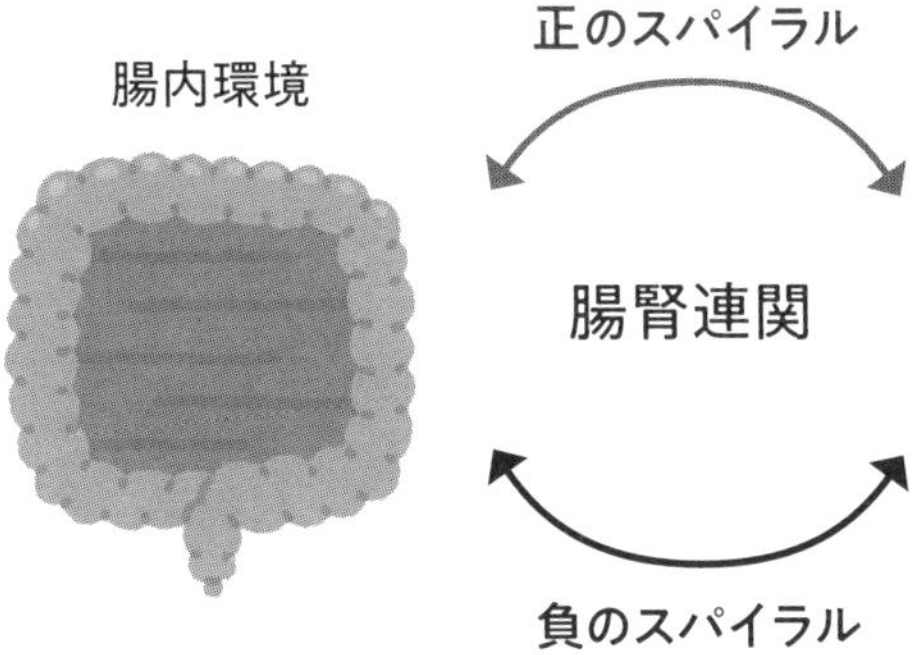

まざまな体調不良に見舞われるのです。

一方で、体外から入ってきたこれら毒素に対し、体内ではせっせと排出しようとする働きが起きます。その役割を担うのは、もちろん腎臓です。毒素のほとんどは血液中に回り、腎臓で濾《ろ》過《か》され尿に排出されます。結局のところ、**腸内環境が悪くてダメージを受けるのは腎臓**なのです。

また、**便秘が慢性腎臓病と深い関わりを持つ**こともわかっています。

筑波大学大学院に在籍していた住田圭一氏が、アメリカで退役軍人を対象に行われたコホート研究をもとに、便秘の有無と慢性腎臓病の関係について調査を行っています。

その結果、**便秘の人ほど、慢性腎臓病を発症**

するリスクが高くなることがわかったそうです。便が腸内に長く留まっていれば、それだけ毒素も血液中に吸収され、それを濾過する腎臓の負担が大きくなるからでしょう。

また、東北大学のチームが、**排便回数が週に3回以下の慢性腎臓病の患者さんに便秘改善薬を服用してもらったところ、血清クレアチニン値に改善が認められた**という報告がなされています。血清クレアチニン値は、一般的に健康診断で腎臓の状態を把握するために用いられています。健診を受けている方なら、結果表で目にしたことがあると思います。

その一方で、**腎不全を起こしている患者さんは、その食事制限や水分制限の影響もあって便秘になりやすい**ことがわかっています。

つまり、**腸内環境が悪ければ腎機能が悪化し、腎機能が悪ければ腸内環境も悪化する**という負のスパイラルが生まれるのです。

こうした関係を**「腸腎連関」**と呼び、専門家の間で注目されています。

実は、これは「腸」に限ったことではなく、「脳」「心臓」といった重要臓器についても同様のことがいえるのです。次項で詳しく説明します。

脳と腎臓は人間の命と生理作用の司令塔

脳は、その人そのもの。どれほど医療技術が発達しても、脳だけは移植することができません。もし、誰かの脳をあなたに移植したら、あなたはあなたでなく、脳の持ち主だった誰かになってしまいます。

かように、脳はすべての司令塔であり、筋肉も含めあらゆる臓器を動かしています。

このときに、とくに重要な役割を担うのが心臓と腎臓です。

脳の指令を受けて、心臓は1日に10万回も拍動を繰り返し、体の隅々まで血液を送り、酸素と栄養素を運んでいます。それによってあらゆる臓器が働くことができています。

もし、身辺に危険が迫《せま》ったときには、脳がアドレナリンというホルモンを出すことで心拍数を上げ、筋肉に血液をたくさん送って（つまり、酸素と栄養素をたくさん送って）素早く動けるようにします。

同様に、脳は腎臓にも指令を出して、さまざまな「調整」を行わせています。

その1つが、体内の水分量のコントロールです。私たちの体は約60%が水分ですが、多すぎる状態にならないよう、適宜、腎臓に尿を排出させています。一方で、足りなくならないよう、「喉《のど》が渇《かわ》いた」という信号を出して水分摂取を働きかけるのも脳です。

また、血圧や血液のpH《ペーハー》（水素イオン指数）、電解質の調節、赤血球の生成なども、腎臓が脳からの指令で行っています（詳しくは第5章参照）。

こうして、**脳の指令によって最適な状態に維持されている血液や水分があってこそ、すべての臓器は正しく機能します。**

言ってみれば、心臓と腎臓は脳の直属の部下。どちらが欠けてもならない、優劣つけ難い重要な部下なのです。

ところが、慢性腎臓病では、心筋梗塞《しんきんこうそく》のようにその場で命を落とすほどの強い発作が起きたりしないので、どうしても軽く考えられてしまいます。しかも、かなり悪化しても自覚症状はまったくと言っていいほどありません（だからこそ、腎臓をチェックする検査が不可欠なのです）。

地味な扱いを受けている腎臓ですが、心臓と同レベルの、生命維持に必要不可欠な働きをしていることは間違いありません。しかも、心臓と腎臓同士も切っても切れない関係にあり、これを**「心腎連関」**と呼んでいます。

慢性腎臓病で心血管異常・心不全が増える

左のグラフを見てください。

これは、2004年のThe New England Journal of Medicine（NEJM）に掲載された論文のデータです。ちなみに、NEJMは世界で最も権威のある医学誌です。

このグラフ中の**「eGFR（推算糸球体濾過量）」というのは、慢性腎臓病の進行度を示す推定値**です（詳しくは第5章参照）。eGFRの数値が低いほど慢性腎臓病の重症度が増しますが、それに伴って心血管の異常や心不全が増えるのです。すなわち、**腎臓と心臓はリンクしている**ということです。

最近**「心腎連関」**あるいは**「心腎症候群」**という言葉が盛んに使われるようになってきているのは、このことを指しているのです。

しかし、こうした言葉が生まれる前から、両者の関係性は医療現場で指摘されていまし

■ 腎機能が低下すると心血管死が増える

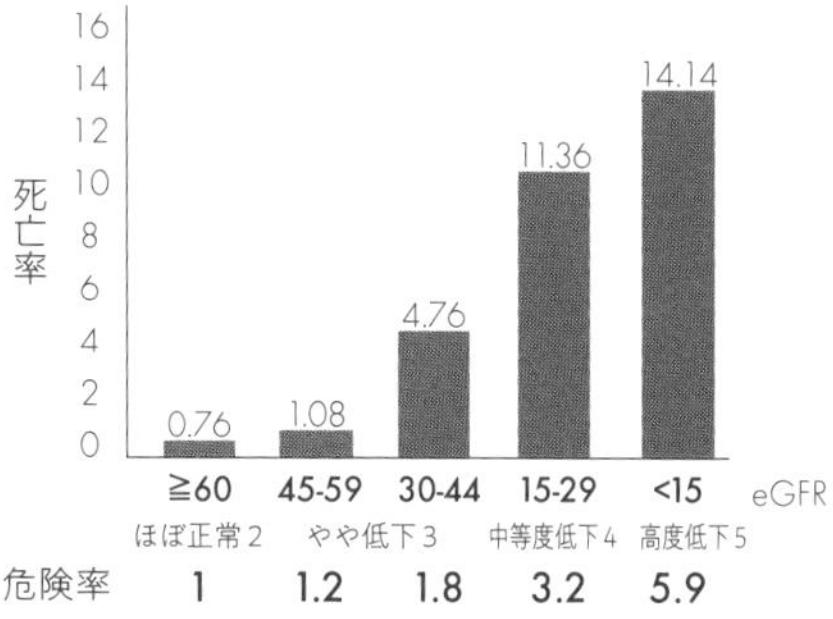

①腎機能が低下するほど死亡率が高くなる

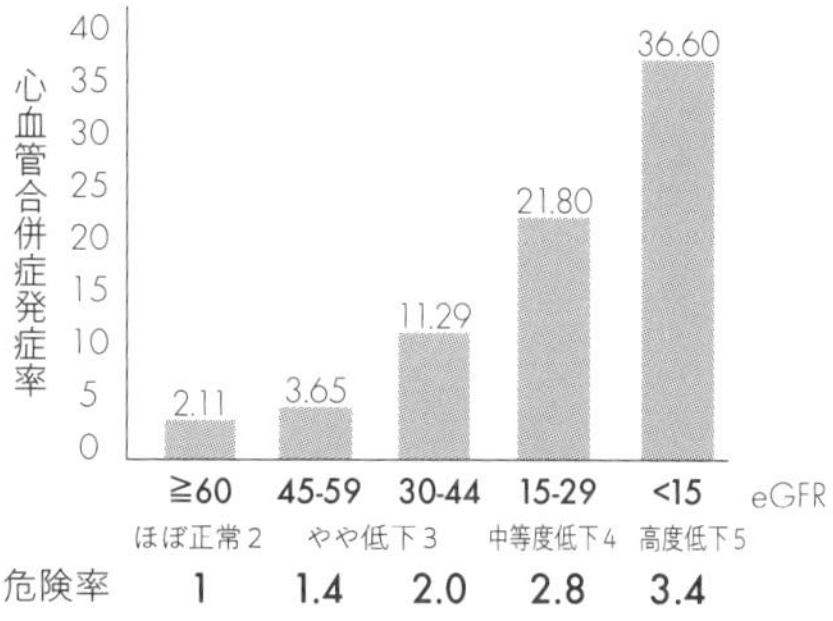

②腎機能が低下するほど心血管合併症発症が増える

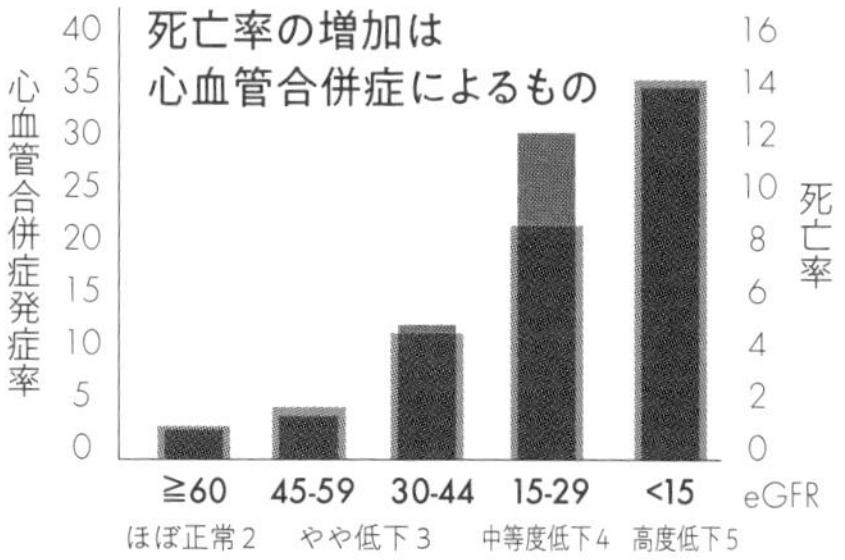

N Engl J Med 2004

①②から、腎機能が低下して死亡率が高くなるのは心血管合併症が原因だとわかる

■心腎連関

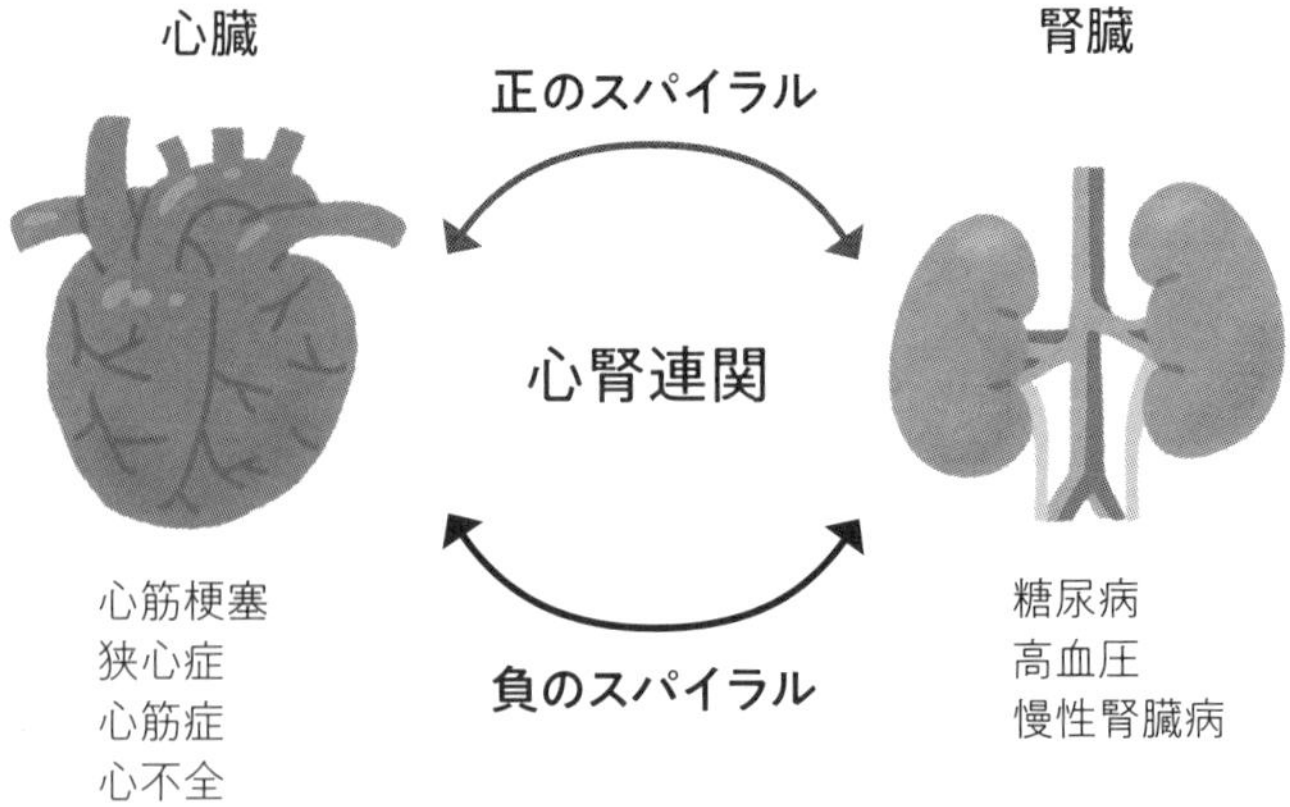

た。患者さんの心機能が悪化すると腎不全が起きやすく、腎機能が悪化すれば心不全を起こしやすいということが明確にあったのです。

前項で触れたように、腎臓は水分や電解質、ｐＨなどを調整して血液の恒常性維持に寄与《きよ》しています。

また、血圧のコントロールにも深く関与していますから、腎臓の状態が心臓と無縁であるはずがないのです。

これまで、循環器内科の医師たちは、心臓病を悪化させないために、もっぱら血圧のコントロールに注力してきました。もちろん、それは大事ですが、**もっと根本的なこととして腎臓の機能を保つことのほうがより重要なのではないか**、という見方が強まっているのです。

働き盛りからの病気は腎臓の悪化を疑うべき

■働き盛り世代が陥る病気の連鎖

高血圧症　　糖尿病

↘　↙

（慢性）腎臓病

↓

心腎連関

↓

心筋梗塞
脳卒中
心不全
がん

序章で、**慢性腎臓病は「隠れ死因」であると**述べました。

上の図に示したのは、働き盛りの年代が陥りやすい危険な流れです。

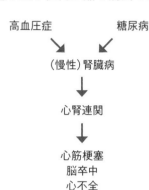

腎臓は加齢によっても機能が落ちていきますが、肥満、高血圧症や糖尿病などの傾向があれば、なおさら慢性腎臓病に罹《かか》りやすくなります。

慢性腎臓病になると、前述した「心腎連関」が起きて心血管性の疾患《しっかん》が増えます。加えて、脳卒中《のうそっちゅう》やがんにも罹りやすくなります。とくに、がんの中でも大腸がんの発生率が高くなることがわかっています。

最近、大腸がんで亡くなる人が増え、がんの部位別死亡率で女性は1位、男性も3位になっています。その原因の1つが、慢性腎臓病の増加なのかもしれません。

こうしたことから、**慢性腎臓病になると、それだけで死亡率が4倍にも跳《は》ね上がる**のです。死亡原因1位のがんや、2位の心疾患を心配するのはもちろんですが、その裏で慢性腎臓病が大きな影響を及ぼしているということに気づく必要があります。

すなわち、**日本人の死亡率上位の疾患の背後には、〝裏ボス〟として慢性腎臓病がある**ということです。

本当なら慢性腎臓病で亡くなったかもしれない人が、その前に心筋梗塞や脳卒中の発作を起こしたり、がんを併発して亡くなったりしている可能性は十分にあります。

逆に言えば、慢性腎臓病を防いでいれば、心筋梗塞や脳卒中、がんにさえも罹らずに長生きできたかもしれないのです。

■年代別の慢性腎臓病患者の割合

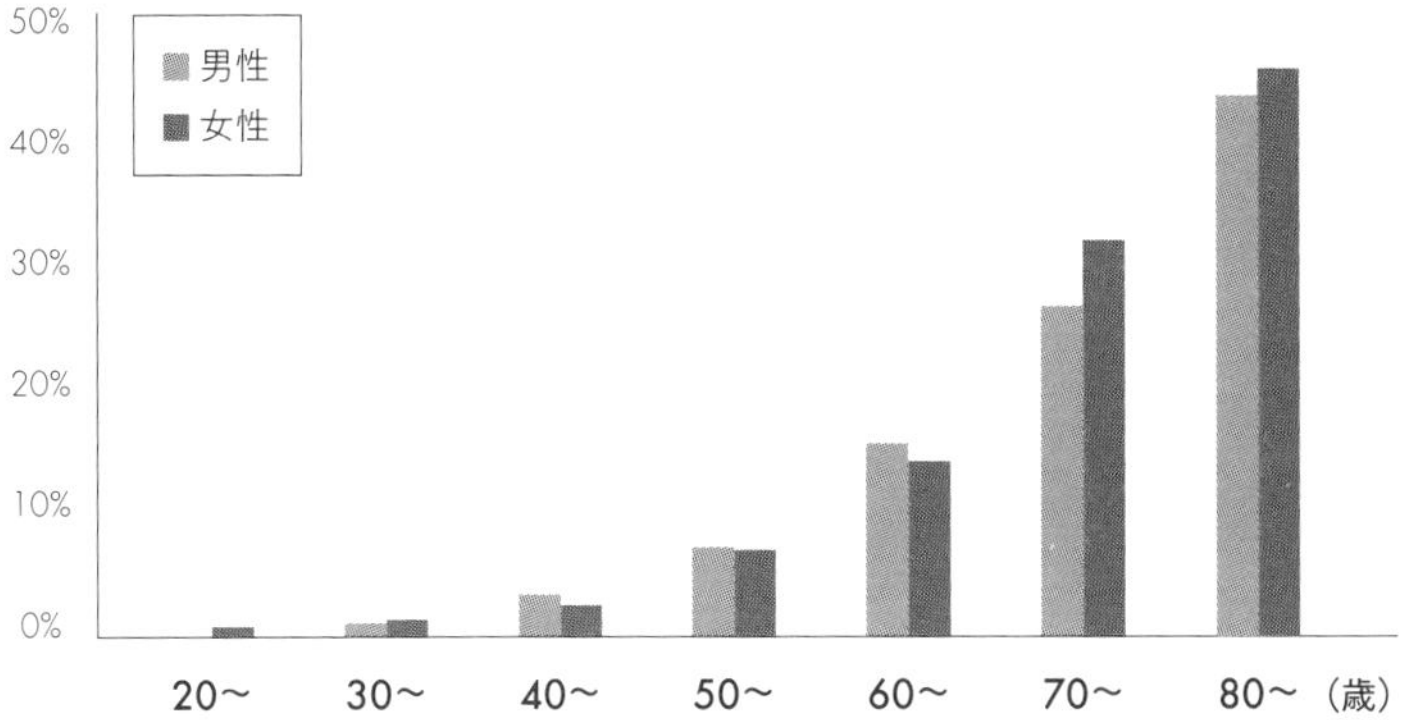

日本腎臓学会編『CKD診療ガイド2012』東京医学社より

しかし、何度も述べているように慢性腎臓病は地味。それに、少しくらい腎臓が悪くなっていても自覚症状はありません。だから、気づかぬうちに病を進行させ、取り返しがつかないことになってしまうのです。

上のグラフを見てください。実は、**慢性腎臓病は「年齢を重ねること」それ自体がリスクであり、とくに、50代から急激に発症率が増加し**ます。

そして、その慢性腎臓病が万病の元だとすれば、**１００歳を見据《みす》えた健康管理で最も重視すべきは腎臓**だということがわかるでしょう。

すべての病気はAGEによる「炎症」が起こしている

それにしても、なぜ慢性腎臓病があらゆる病気を招くのでしょうか。

慢性腎臓病に罹ると、序章でも触れた「AGE（Advanced Glycation End Products＝終末糖化産物）」というとてもタチの悪い老化促進物質が大量に生産され、あちこちに炎症が起きるからです。

AGEは、体中の正常な組織にベタベタとくっついては、その組織を壊していきます。見た目でわかりやすいところでは、肌の組織にくっついてシミやシワをつくります。ほかにも血管や脳、内臓組織など、どこにでもくっついて炎症を起こし、あらゆる深刻な病気の原因となります。

腎臓病の場合は、以下の流れで起こります（左図参照）。

■ 腎臓の「膜」に穴が開くと……

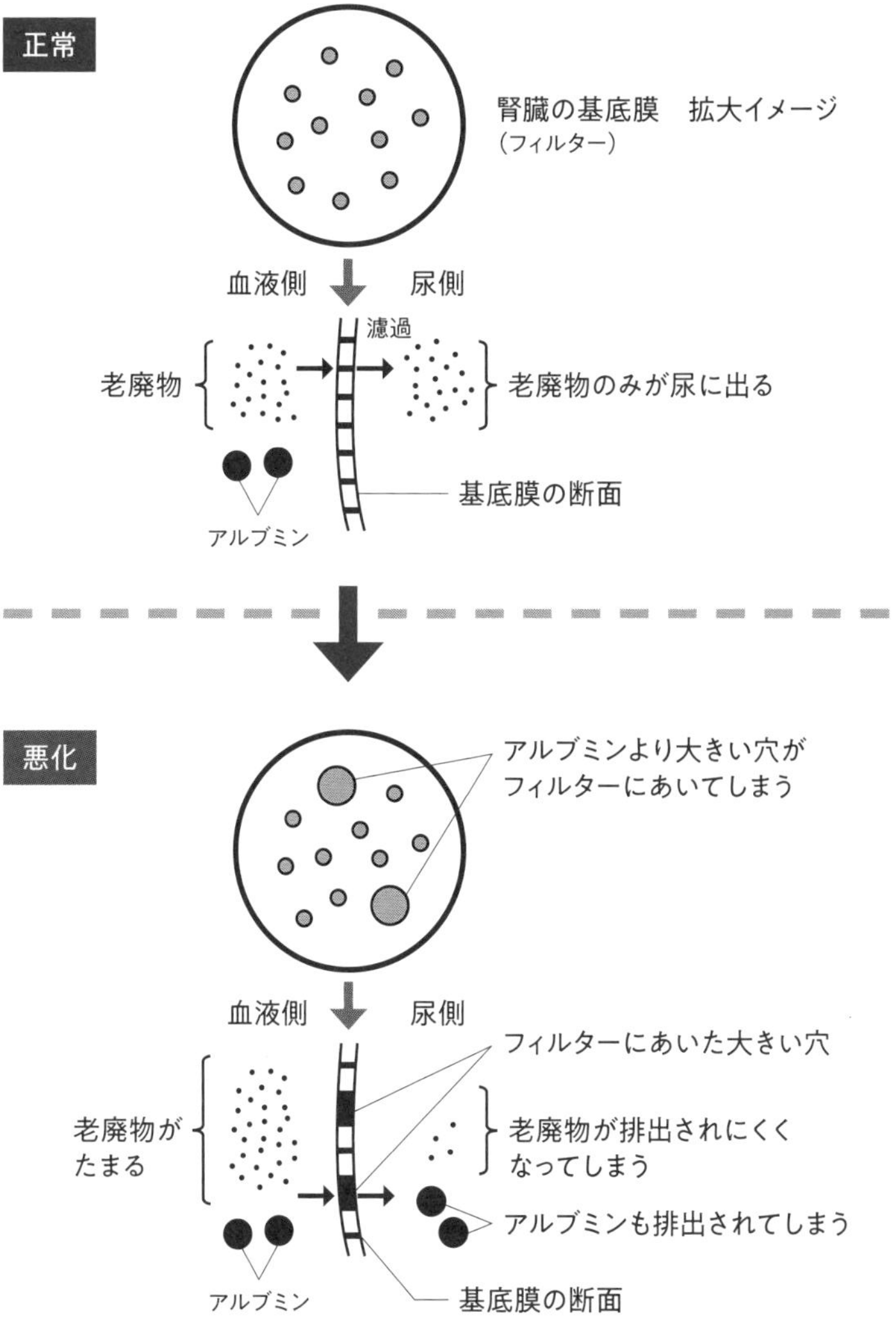
正常
腎臓の基底膜　拡大イメージ
（フィルター）
血液側
尿側
濾過
老廃物
老廃物のみが尿に出る
基底膜の断面
アルブミン
悪化
アルブミンより大きい穴が
フィルターにあいてしまう
血液側
尿側
フィルターにあいた大きい穴
老廃物が
たまる
老廃物が排出されにくく
なってしまう
アルブミンも排出されてしまう
アルブミン
基底膜の断面

腎臓には、老廃物を濾過するための大事な「膜」があります。前述したように、この膜は、コーヒーをいれるときに用いるペーパーフィルターのような役割を果たします。ところが、**ＡＧＥがその膜にくっついて炎症を起こすと、小さな穴が開いてしまいます。その穴から、本来は出てこないはずのタンパク質などの物質が尿に漏《も》れ出してきてしまう**のです。

慢性腎臓病もそうですが、心疾患や脳疾患、がんといったほかの**ほとんどの病気も、「炎症が原因で引き起こされる」**というのが最近の考え方となっています。

もっとも炎症自体は、私たちの体にとって重要な免疫反応でもあります。ケガをしたときなど、傷口が膿《う》んだり腫《は》れたりと、外から見ても炎症が起きていることが明らかですね。それは、免疫反応が体を守るために戦っている証拠です。しかし、**炎症が慢性的に持続するようになると、免疫システムに狂いが生じ、病気を誘発する**のです。

ＡＧＥは、それ自体でも炎症を引き起こしますが、すでに起きている炎症を悪化させもします。つまり、病気を引き起こすだけでなく、病気の進行を早めてしまうのです。

さらには、**腎臓が悪くなると、ＡＧＥが加速度的に増える**ことがわかっています。

ということは、慢性腎臓病があれば、ほかの病気の発症率が高まり、かつ悪化もしやすいわけです。

感染症で一番危ない「腎機能の弱い人」

新型コロナウイルスに感染して命を落とした人の中には、各界の著名人も含まれていました。ウイルスは人を選ばないこと、また、治療法が確立されていない新しい感染症には、いくら地位や経済力があっても太刀打ちできないことを、私たちは改めて思い知らされました。

一方で、感染してもなんの症状も出ない人、ごく軽い症状で済む人もたくさんいて、どうやら「重症化リスクの高い人」が存在するらしいこともわかってきました。

新型コロナウイルスに限らず、**ほとんどの感染症において、「高齢であること」と「持病があること」は重症化の大きな要因**です。

このうち、年齢自体を変えることはできませんが、持病があるかどうかは人それぞれです。実際に、新型コロナウイルスでは、持病があったために40代で亡くなった人もいれば、80代でも無事に生還した人もいました。

持病について、テレビのニュースなどでは、高血圧症や糖尿病が真っ先に挙げられていました。しかし、私は、**血圧や血糖値が高いこと自体よりも、それによって腎臓の働きが悪くなっていることこそ、重症化を進めた**と考えています。

とくに、**慢性腎臓病で人工透析を受けている人は、免疫力が落ちているために、感染症に対してひどく脆弱《ぜいじゃく》**です。先にも述べたように、透析を受けている患者さんの新型コロナウイルスによる死亡率は一般の人の7倍以上です（死亡率14・2％）。それがわかっているから、今回のコロナ禍《か》にあって、透析中の患者さんは相当恐怖心を抱いているはずです。

そうした持病のない人の中にも「病院でウイルス感染したら嫌だから」と、健康診断さえ受けないケースが続出しました。免疫力の落ちている透析の患者さんは、なおさら病院に行きたくないはずです。しかし、透析をサボれば死んでしまいます。だから、危険を冒《おか》してでも透析に通わざるを得なかったのです。

医療施設側も、そういう事情はよく理解しており、透析の患者さんを受け入れている病棟では厳重な注意を払っていることでしょう。それでも、2021年3月26日16時現在のデータで、1356人の透析患者さんが新型コロナウイルスに感染しています（日本透析医会・日本透析医学会・日本腎臓学会、新型コロナウイルス感染対策合同委員会「透析患者における累積の新型コロナウイルス感染者の登録数」）。

高血圧と動脈硬化が腎臓の機能をダメにする

序章で紹介した46歳の会社員Aさんを思い出してください。Aさんは、「自分は血圧が高めだ」という認識を持ちながら、その現実から目を背《そむ》けようとしていました。そして、世の中にはAさんと同じような人がとても多いことも前述しました。

ここで、左のグラフを見てください。

現在、**日本には4300万人の高血圧患者がいる**と推定されています。とくに男性の場合、30代で5人に1人、40代になると3人に1人、70歳以上ともなると60%が高血圧です。つまり、加齢とともに高血圧になるのは当たり前のような状況にあります。

しかも、**4300万人もいる高血圧患者のうち、3分の1は自覚がないために治療しておらず、1割以上が自覚しているけれど未治療**です。

■日本の高血圧患者数

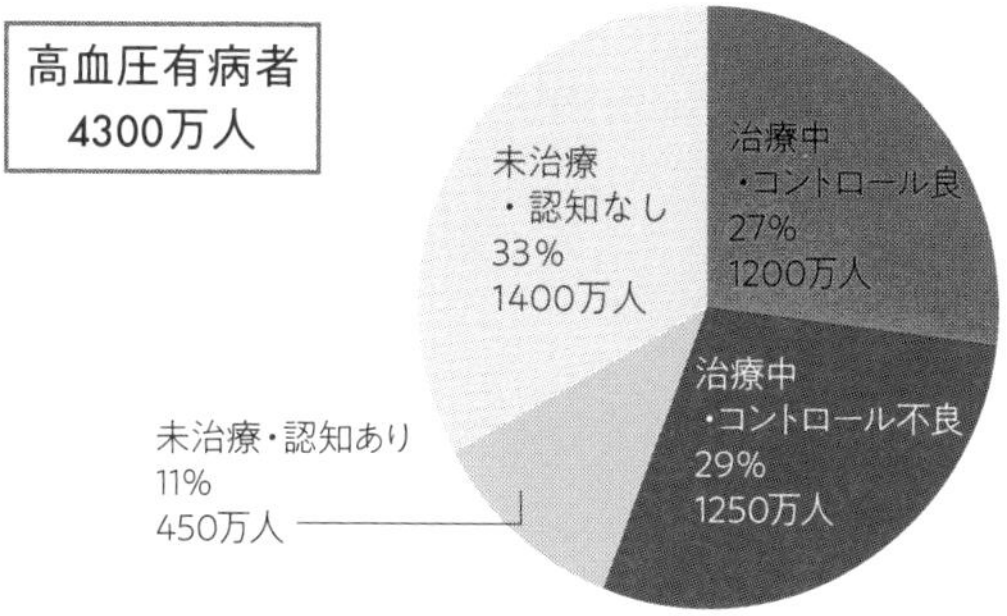

有病率、治療率、コントロール率は2016年（平成28年）国民健康・栄養調査データを使用。
人口は平成29年推計人口。認知率はNIPPON DATA2010から67%として試算。
高血圧有病は血圧140/90mmHg以上または降圧薬服薬中、コントロールは140/90mmHg未満。

治療している人の中でも、コントロールが良いのは27％にすぎません。

高血圧自体は、よほど重症にならない限り自覚症状はありませんし、それによって動脈硬化が進行しても痛くも痒《かゆ》くもありません。だから、真剣に治療を受けようという気にならないのかもしれません。

しかし、**高血圧は、人々が考えているよりもはるかにリスキー**です。ビル&メリンダ・ゲイツ財団（マイクロソフト創業者のビル・ゲイツ氏とその妻が設立した慈善団体）によって進められた研究では、**世界中の人が命を落とす最大の原因は高血圧にある**という結果が出ています。

高血圧が命に関わると聞いて、すぐに思い浮かぶのが心筋梗塞や脳卒中でしょう。でも、最も問題なのは慢性腎臓病です。

そのメカニズムを説明しましょう。

高血圧によって、腎臓の血管も動脈硬化が進みます。腎臓の血管は細いので、動脈硬化による影響を受けやすく、腎臓の機能がどんどん落ちていきます。

一方で、腎臓の機能が落ちると、塩分と水分の排泄調整がうまくいかなくなり、血圧が上がります。これを**「腎性高血圧」**といって、これまで血圧が低めだった人ですら、慢性腎臓病が進んでステージ3以上になると血圧が上がります。

そして、ステージ4（血清クレアチニン値が正常値を超えて腎不全になった状態）ともなれば、血圧は猛烈に上昇して、大量の降圧剤を飲まないとコントロールできなくなります。

つまりは、**血圧と腎機能は明確にリンクしており、血圧をコントロールすることが腎臓を守ることに直結する**のです。

なお、慢性腎臓病のステージについては、第4章、第5章で詳しく述べます。

「ちょっと血圧が高め」の今が運命の分かれ道

病院や健診で「血圧が高め」と指摘されたら、まず考えなければならないのは腎臓のことです。血圧が高くてもどこも痛くも痒くもないからと油断してはなりません。というのも、**「ちょっと血圧が高め」くらいの人でも、放置すれば腎臓が悪くなること**が報告されているからです。

２０１６年、中国の北京大学で、過去に世界中で行われた血圧に関する７つの研究が解析されました。その論文によると、上（収縮期）の血圧が１２０～１３９、下（拡張期）の血圧が80～89の**「高値血圧」レベルでも、慢性腎臓病の発症リスクが１・２８倍高くなる**ことがわかったのです。

しかも、この傾向は人種と性別によって差があり、東アジア人のとくに女性に強く見られました。ということは、**日本人の女性は、軽度であっても高血圧を治療したほうが**

いいと考えられます。

また、同じく２０１６年のイタリア・ナポリ大学の研究で、高血圧によってすでに罹っている慢性腎臓病が悪化する危険性について発表されています。それによると、**正常高値血圧の人では慢性腎臓病の悪化リスクが１・１９倍に上がる**ことがわかりました。また、上の血圧が１４０以上、下の血圧が90以上の高血圧症だと、悪化リスクは１・７６倍となりました（American Journal of Kidney Diseases 2016;67:89-97）。

さらに、**腎臓病でない人４万３３００人に対して行った調査で、上の血圧が１２０を超えると慢性腎臓病が増える**ことがわかっています。この調査では、上の血圧が10上がるごとに慢性腎臓病のリスクが６％上昇することも明らかになりました。とくに、上の血圧（収縮期血圧）には厳重な注意が必要ということのようです（American Society of Nephrology 2011;6:2605-2611）。

慢性腎臓病は、進行してしまうと治療が難しくなり、透析が避けられなくなります。その慢性腎臓病の進行に血圧の上昇が大きく影響することが明確になっているのですから、「ちょっと高めくらいだから様子を見よう」と放置するのは賢明ではありません。「ちょっと高めの今のうちにわかってラッキーだった」と対処する道を選んでください。

血糖値コントロールより大事な糖尿病患者の腎症回避

人工透析を必要とする患者さんのうち、実は44％が糖尿病の合併症によるものです。

だからこそ私は、糖尿病専門医として「自分の患者さんを透析にだけはしない」をモットーに治療に臨んできました。

しかし、残念なことに、多くの糖尿病治療の現場で、医師たちは血糖値コントロール（具体的には、ここ1～2カ月の血糖値変化を表すヘモグロビンA1c値を下げること）に注力し、腎臓については適切な手を打てずにいます。

糖尿病で怖いのは、高血糖になることではなく合併症です。合併症には腎症、網膜症《もうまく》、神経障害があり、中でも腎症は命に直結します。しかも、網膜症や神経障害と違い、激増しているのです。

専門医として断言しますが、**糖尿病の患者さんを診るうえで最も大事なのは、血糖値コントロールではなく腎臓の状態を丁寧にチェックしていくこと**です。というのも、今は血糖値のコントロールがうまくいっていても、過去の高血糖が影響して腎臓に合併症が出てくることがよくあるからです。

つまり、**ヘモグロビンA1c（HbA1c）の値がいくら理想的な範囲内に収まっていても、**それで腎症が起きないわけではなく、**その人が過去に高血糖であったならば、十分に腎症になる可能性はある**ということです。

しかも、本人も担当医も、その人が過去にどれだけ高血糖であったかなど正確に把握できていません。そういう状態で、「血糖値コントロールが上手にできているね」と喜び合っていれば、その間に腎臓の状態を悪化させてしまいかねません。

今はいい薬があって、合併症の腎症も早い段階なら確実に治すことができます。

しかし、せっかくの早期治療のタイミングを逃しているケースが多々あります。

その理由は2つあります。

1つは、ここで述べたように血糖値コントロールに終始していて、腎症を早期に発見する検査がなされていないからです。これについては後述します。

もう1つは、腎臓が悪くなっても治す治療法を知らない医師が多いからです。糖尿病の専門医でも腎症を早期に発見する検査をしないくらいですから、その治療法を知らないのも当たり前。

多くの糖尿病専門医にとって腎臓病の治療は専門外なのです。

日本で激増している「あるとき突然、透析」

55歳の女性Bさんは、自宅近くの不動産会社で平日の9時から15時まで働いています。結婚前、建築関係の企業に勤めていたときに宅建の資格を取得しており、時短勤務とはいえ、Bさんは会社にとって貴重な戦力として活躍しています。

子育てが一段落したこともあり、休日には夫婦揃《そろ》って旅行をしたり、仕事が終わってからの時間は映画を観たりと、充実した生活を送っていました。

「いました」と過去形にしたのは、Bさんにとって予想外のことが起きたからです。

Bさんは、40歳を過ぎてから血糖値の高さを指摘されていたものの、かかりつけの病院で糖尿病の治療を受けていたことから安心していました。しかも最近は、ヘモグロビンA1cの値が大幅な改善傾向にあって喜んでいたのです。

ところが、ある日いきなり主治医から「透析専門の病院を紹介しますから、これからはそちらに通ってください」と言われてしまいました。

「ヘモグロビンA1cだって良くなっていたじゃないの！」

「透析？　私が？　なんで？」

人工透析は、5時間ほどかかる治療を週に3回も受けなくてはなりません。とても旅行どころではないし、勤めも続けることはできないでしょう。また、55歳の女性が人工透析に入ると、余命は15年も短くなってしまいます（透析学会、2004年データ）。

「私の人生これから！」と思っていたBさんは、大変なショックを受けました。

取り乱すBさんに、主治医は血液検査の「血清クレアチニン」という項目の数値を示して、「こうなると、もうどうしようもないのです……」と、淡々と説明するだけでした。

実際の医療現場でも、Bさんのようなケースはよくあります。患者さんはちゃんと糖尿病の治療を受けていて、なにも問題はないと思っていたのに、腎臓がいつの間にかひどいことになっていて、いきなり医師から「人工透析が必要だ」と告げられるのです。

このような悲劇が繰り返されるのにはもっともな理由があって、**Bさんの主治医が指標にしていた「血清クレアチニン値」では、慢性腎臓病を早期に発見することはできない**のです。

本当に重要なのは、「尿アルブミン」という尿検査です。これについては、第3章以降で説明していきます。

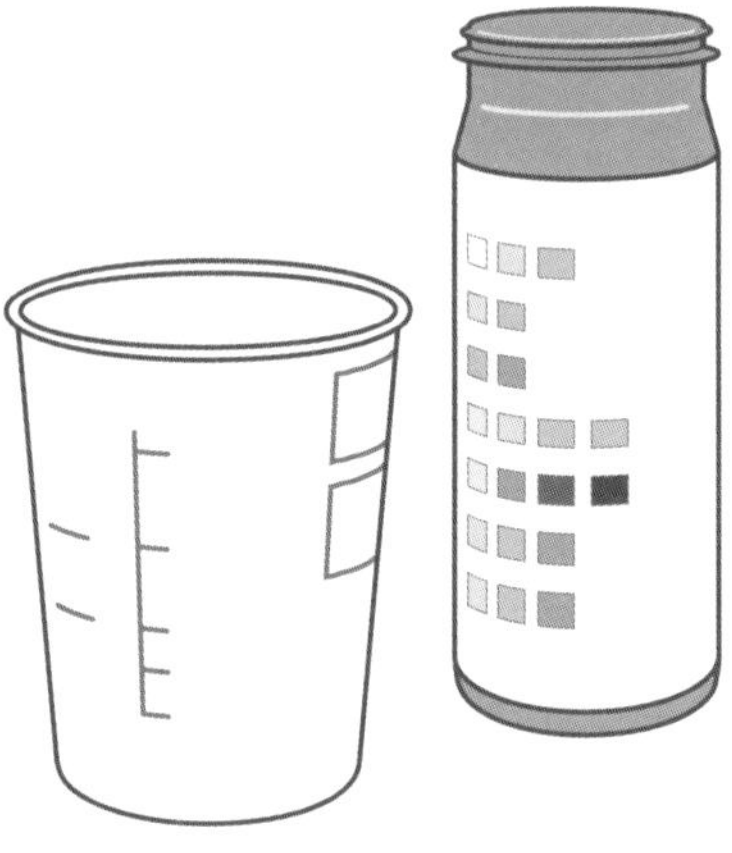

「解毒できない体」になる本当の恐ろしさ

しかし、前出のBさんは、人工透析が必要なほど腎臓の状態が悪化していたにもかかわらず、ヘモグロビンA1c値は改善に向かっていました。

どうして、そんなことが起きたのでしょうか。

実は、皮肉なことに**合併症の腎症がかなり進行すると、血糖値のコントロールが良くなる**のです。なぜなら、**腎機能の悪化で「インスリン」すら体外に排出できなくなってしまうから**です。

私たちがなにか食べると血糖値が上がります。すると、上がった血糖値を下げるためにインスリンというホルモンが膵臓《すいぞう》から分泌され、血糖値の上がり方をほどほどに抑えてくれます。そして、数分間働いたインスリンは、腎臓で解毒されて尿へと排出されます。

このときに、糖尿病の患者さんはインスリンの効きが悪く、血糖値がかなり上がってしまいます。そのため、Bさんは注射でインスリンを補充していました。

インスリン注射をしても、なかなか血糖値コントロールは難しく、かつてはBさんのヘモグロビンA1c値も高く推移していました。

ところが、腎臓が悪くなったことで、本来なら数分後には消えてなくなるはずのインスリンが排出されず、いつまでも血液中に残ります。そして、血糖値を下げる働きをずっと続け、結果的にヘモグロビンA1c値が下がるのです。

腎臓が悪くなって透析が避けられなくなると、血糖値のコントロールがかえって良くなるなんて皮肉な話です。実際に、インスリン投与を止めることができる人も少なくありません。

しかしながら、**こうしたケースでは、いくら血糖値が下がってもまったく喜ぶことはできません。その人の腎臓は、もはやあらゆる毒性物質を排出することができなくなっているわけです**から。

人工透析とは、そうした腎臓に代わって解毒を行う治療です。そのため、一度、透析に入った人がやめてしまえば、即、死につながります。

４割が５年以内に亡くなる人工透析の真実

人工透析は、腎臓がまったく機能しなくなった患者さんに必須の治療です。腎臓の濾過機能がストップすれば、体内に発生する有毒物質や老廃物を体外に出せなくなり、毒素が体に回ってしまいます。また、水分も排出できなくなります。ここまできたら、透析をするか腎臓移植を受ける以外に方法はありません。

今では、日本だけでも30万人を超える患者さんが行う透析ですが、比較的新しい治療法で、１９５０年代終わり頃にアメリカ・シアトルにあるワシントン大学のスクリブナー博士が現代と同じ長期型の透析を考案しました。日本でも１９６０年代から血液透析の機械が導入されたものの、１９６９年にはたった48台だったそうです。

透析が激増している現在でも、「絶対に受けたくない」と拒否する患者さんがときどきいます。男性に多く見受けられます。

しかし、拒否したままでは全身がパンパンにむくんでしまいます。呼吸も苦しく、辛くていられません。結局、透析を受けることでむくみも引き、息苦しさも改善することで、その患者さんは「そうか、もう自分の体は透析なしにはダメなんだな」と自身の体の状態を受け入れることになるようです。

透析の患者さんは「身体障害者1級」という最も重度の障害者と認定され、医療費はすべて国か健康保険組合が負担します。


透析は1回の治療に約5時間かかり、それを週に3回ほど行います。

以前はもう少し短く、4時間程度で終えることもありましたが、透析時間はできるだけ長く取ったほうが患者さんの体にとっていいことがわかってきました。本当は、5時間よりももっと時間をかけたほうが望ましいのですが、それではまさに一日仕事で、患者さんはほかになにもできなくなってしまいます。せいぜい5時間が限度なのでしょう。

それでも、患者さんのQOLは大きく落ちてしまいます。

また、**透析を始めると血管が傷《いた》み、動脈硬化が著《いちじる》しく進みます**。そのため、心不全、心筋梗塞や脳卒中といった血管系の病気が高頻度で起こります。加えて、透析の患者さんではがんの発症率も高くなることがわかっています。

実際に、透析に入った患者さんの5年生存率は60％。4割の患者さんは5年以内に亡くなります。だからこそ、透析に入らないで済む段階での治療が望まれるのです。

第3章

なぜ「解毒できない体」になってしまうのか

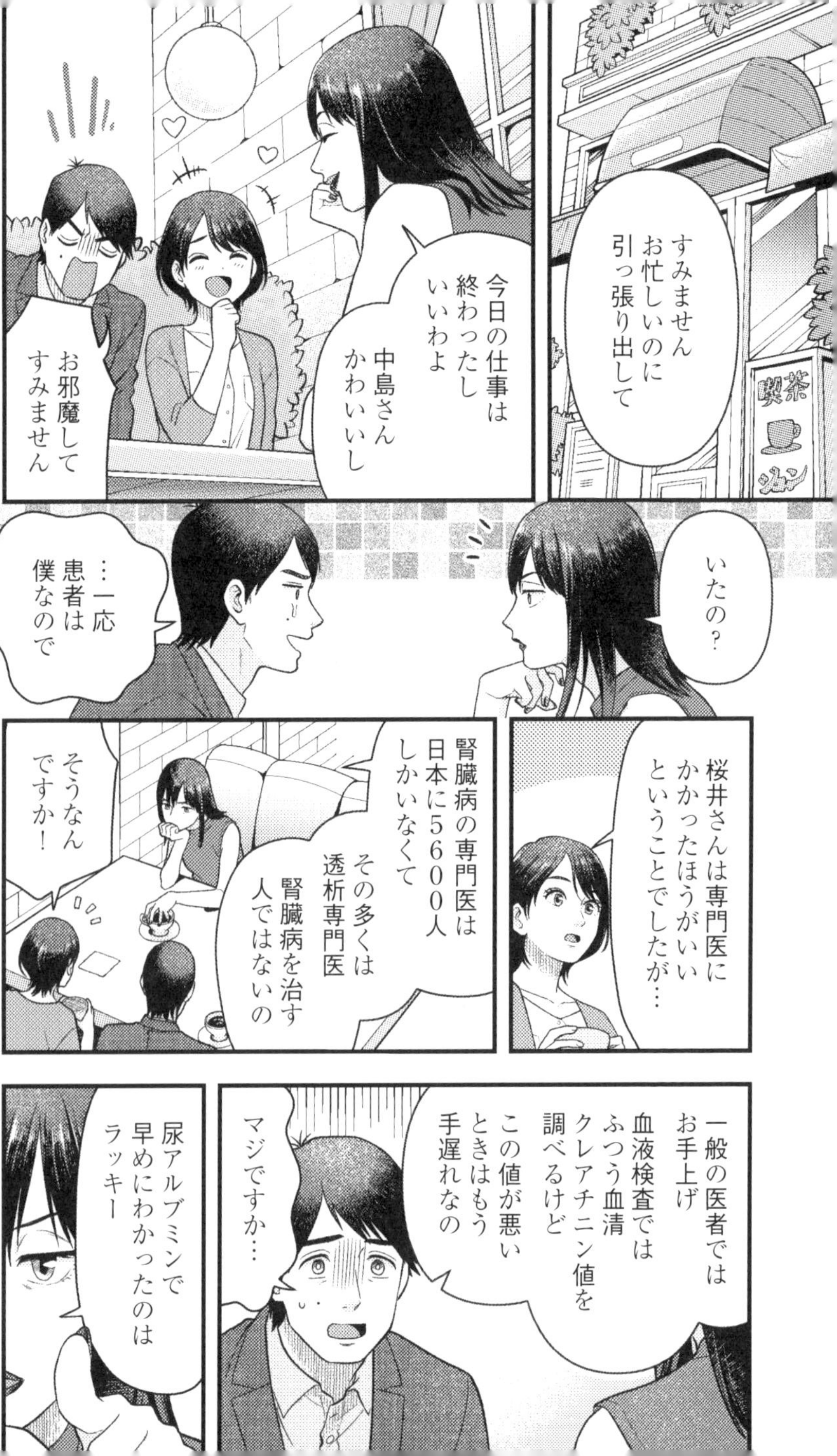

すみません
お忙しいのに
引っ張り出して
今日の仕事は
終わったし
いいわよ
中島さん
かわいいし
お邪魔して
すみません
喫茶
いたの？
…一応
患者は
僕なので
桜井さんは専門医に
かかったほうがいい
ということでしたが…
腎臓病の専門医は
日本に5600人
しかいなくて
その多くは
透析専門医
腎臓病を治す
人ではないの
そうなん
ですか！
一般の医者では
お手上げ
血液検査では
ふつう血清
クレアチニン値を
調べるけど
この値が悪い
ときはもう
手遅れなの
マジですか…
尿アルブミンで
早めにわかったのは
ラッキー

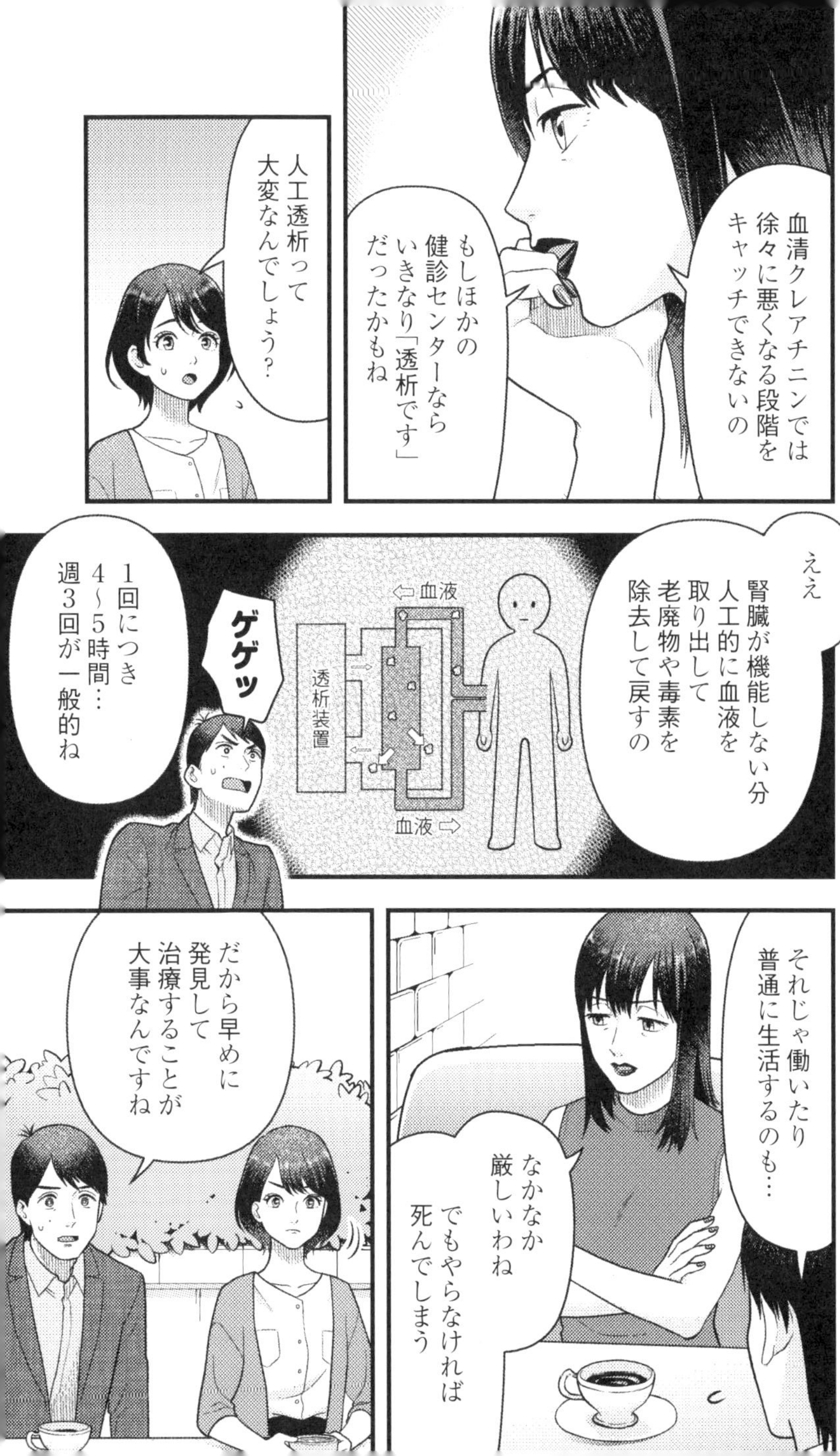

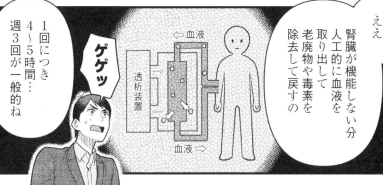

血清クレアチニンでは徐々に悪くなる段階をキャッチできないの
もしほかの健診センターならいきなり「透析です」だったかもね
人工透析って大変なんでしょう?
ええ 腎臓が機能しない分人工的に血液を取り出して老廃物や毒素を除去して戻すの
血液
透析装置
血液
ゲゲッ
1回につき4~5時間…週3回が一般的ね
それじゃ働いたり普通に生活するのも…
なかなか厳しいわね
でもやらなければ死んでしまう
だから早めに発見して治療することが大事なんですね

医者も知らない正しい腎機能診断法

第2章で紹介したBさんのような気の毒なケースは本当に多く、『糖尿病で死ぬ人、生きる人』（文春新書）など私の著書やクリニックのホームページを見て、「助けてください」と受診される患者さんがあとを絶ちません。

実際に助けることができた患者さんもたくさんいるものの、中にはどうしても無理だったケースもあります。**血清クレアチニン値が6を超えると「完全に手遅れ」**で、私でもどうすることもできません。なぜなら、今日明日にでも透析を始めないとダメな状態だからです。

彼らの話を聞くたび、とても残念な気持ちになります。もっと早く気づいていればチャンスはあったのに……と。

救えるはずの患者さんを救えない。こんなことが起きてしまうのは、ご本人はもちろんのこと、**診ている医師のほうも慢性腎臓病について知らなすぎる**からです。

「医者が知らないなんてことがあるのか？」と驚かれるでしょうが、あるのです。腎臓の状態を判断するのに多くの医師が用いている「血清クレアチニン」の検査は、はっきりいって役立たずです。異常値が出たときには、たいてい手遅れです。

血清クレアチニン値は、腎機能を知る指標として、一般的な健康診断でも測定されます。おそらく、あなたの手元の検査結果表にも、その値が載っているはずです。そして、基準値内に収まっていることでしょう。

しかし、たとえ血清クレアチニン値が「正常」であっても、実際の腎機能はとうてい正常とはいえないケースが多々あります。

そもそも、慢性腎臓病は急性のものではなく「徐々に」進行していきます。「だったら、主治医が途中段階で適切な治療を施《ほどこ》していれば、そもそも透析になどならないではないか」と、Bさんでなくとも思いますよね。ところが、**血清クレアチニン値を追っていても「徐々に」はキャッチできません。**

それでも、いまだに「血清クレアチニン値に少し異常が出始めたということは、腎機能も少し落ちているのだろう」などと呑気に構えている医師も多いのです。

詳しくは第5章で説明しますが、手遅れにならない段階であなたの腎臓の状態を確実に知るには、第2章で見たように**「尿アルブミン」という検査が不可欠です。**

「普通の検査」で手遅れになる証拠

今、医療現場で患者さんの**腎機能を最も正確に把握しようと思ったら、「クレアチニンクリアランス」という検査が必要**になります。

ただ、この検査は24時間尿を溜める必要があり、かつ、複雑な計算式で値を求めなくてはなりません。入院でもしないと難しく、腎臓に詳しい医師でもあまり検査したことはないでしょう。ましてや腎臓のことなど良く知らないレベルの医師には、その存在さえ知られていません。

そのため、一般的な健康診断などでは、手軽に測定できる「血清クレアチニン値」が用いられているわけですが、それでは早期に腎臓病を見つけることはできません。つまり、**早期に腎臓病を発見できる検査が行われていない**のが実情なのです。

■血清クレアチニンと腎機能との関係

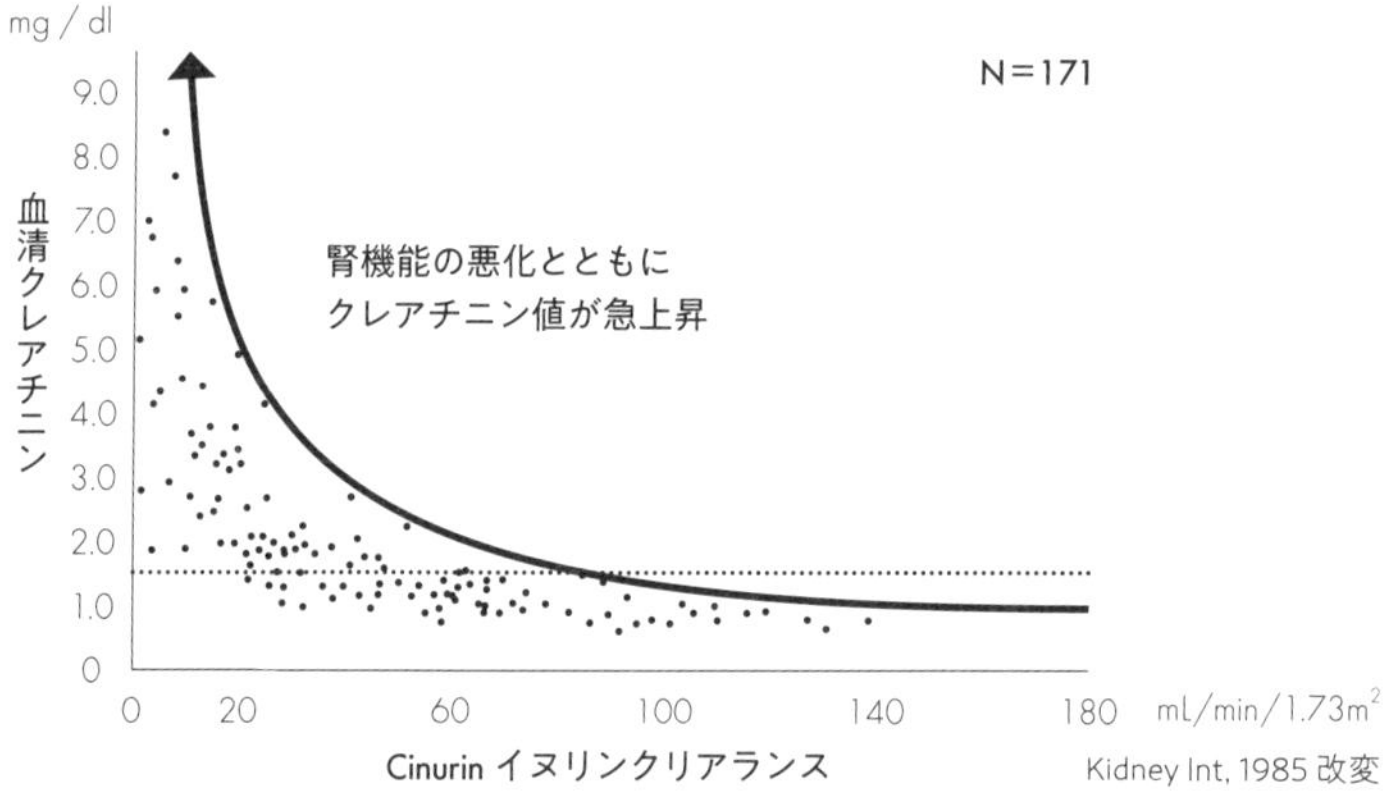

Kidney Int, 1985 改変

さて、ここで上のグラフを見てください。

問題は、「血清クレアチニン値に異常が出たときには、もはや腎機能は回復せず、透析を待つしかない」という厳しい状態になっているということです。

統計的に見ても、**血清クレアチニン値が正常値**（検査センターごとに異なるものの、だいたい1・1mg／dl未満が正常値）**を超えると、たいていの人が2年以内に透析に**なります（日本腎臓学会『CKD診療ガイド2012』東京医学社、32ページ）。

実際に、糖尿病の患者さんを診ている医師は、腎臓病に詳しくなくても、血清クレアチニン値が5を超えたら「この人は今すぐに透析をしないといけない状態」ということはわかっています。だから、そうなると「透析を受けてもらう必要があるので、それができる病院を紹介します」と患者さんに言うのです。

多くの場合、糖尿病専門医であっても透析を避ける治療法を知らないので、ギリギリまで黙っていて突然、患者さんに告げることになります。

本当はもっと早い段階で、血清クレアチニン値に異常が出て、透析が必要になる2年前までに正しい検査でキャッチして、「このままでは透析になる危険があるから、治せる病院を紹介します」と言えば患者さんは助かるのに、とても残念です。

尿アルブミン検査が大勢の患者の命を救う

いずれ透析になるであろう患者さんを前に、医師がギリギリまで告げずにいるのには理由があります。自分では治せないからです。そして、今は医学が進んで、**実際にはかなり腎臓病が悪化しても治せるようになったということを、あなたを担当するかもしれない医師の多くが知らない**のです。

早くから患者さんに伝えれば、「なんとかしてください」と頼まれてしまいます。でも、治す方法を知らないからそれはできない。患者さんの願いに応えられないというのは、医師としてとても辛いのです。

白状しましょう。かつての私自身がそうでした。

私がまだ、母校の北海道大学附属病院で働いていた30年以上前のことです。

北大病院には北海道各地から治療の難しい患者さんが集まってきていて、糖尿病の場合も同様でした。

当時の私は、合併症の腎症の怖さはわかっていたものの、血清クレアチニン値にばかり気を取られていました。そして、患者さんの血清クレアチニン値に異常が出ると、尊敬する腎臓病専門医に紹介状を書いていました。

するとあるとき、その先生からこう言われたのです。

「牧田君は、患者さんの血清クレアチニン値に異常が出たら、『腎臓が少し悪くなり始めたくらい』と思って僕に紹介状を書いているでしょう。ほかの糖尿病専門医もみんなそうですけど、それは大きな間違いです。血清クレアチニン値に異常が出たらもう手遅れで、腎不全を起こしていて数年で透析に入るしかないんです。そうではなく、もっと早く紹介してくれれば治せるんです。**尿アルブミンの検査をして、数値が300を超えたらすぐに紹介してください**」

このとき私は、はじめて尿アルブミン値を把握することの重要性を知りました。そして、それ以来、この検査で異常値が出たときの治療法を懸命に探しました。

すると、２００７年に、テルミサルタンという血圧の薬を使うと軽症の腎臓病は治るということがわかりました。しかも、この研究では、血圧が正常で腎臓の悪い患者さんにも投与されて効果が認められました。すなわち、**テルミサルタンは血圧を下げるだけでなく、血圧に無関係に腎臓を良くする素晴らしい効果がある**ということもわかったのです（Diabetes Care 2007;30:1577-1578）。

さらに、２０１２年頃からアメリカやヨーロッパで、**スピロノラクトンという薬を上手に使うとかなり重症の腎臓病も治る**という、今までの常識を根底から覆《くつがえ》すような研究発表がなされました。それまで、この薬はカリウムという成分が体内で増える副作用があり、腎臓が悪い人には使わないようにといわれていたのです。

最初は私も半信半疑で、恐る恐る使ってみました。

すると驚くことに、かなり悪化していた患者さんの腎臓が劇的に良くなりました。なんと、尿アルブミン値が２０００を超えて透析が避けられなかったはずの患者さんの数値がほぼ正常にまで改善したのです（第５章参照）。

こうした知見を私に与えてくれた先輩や世界中の研究者、そして一緒に闘ってくれている患者さんたちのおかげで、今の私は、「もう透析しかありません」とさじを投げられた人たちを救うことができるようになりました。

詳しい治療法は第5章で述べますが、「自分の患者さんを透析にだけはさせない」というモットーを貫き通すことができるようになったのも、こうした医学の進歩があってのことです。

だからこそ私は、今も血清クレアチニン値で判断している医療現場や、それによって慢性腎臓病を悪化させている患者さんたちに対し、「一人でも多くの人を透析から救えるように本当のことを知ってください」と呼びかけずにはいられないのです。

血圧を下げれば腎臓病のリスクも下がる

尿アルブミン検査は、尿の中にアルブミンというタンパク質がどのくらい出ているかを調べるものです。この数値は血清クレアチニン値と違って、**腎臓が弱ってきた初期の段階から変化を示します。**

日本腎臓学会が定める尿アルブミンの正常値は、30（mg/gCr：Crは Creatinine の省略形）未満とされています。この正常値は医療機関によって若干ズレがあり、私のクリニックが検査を依頼しているところでは、正常値は18未満と設定されています。単に検査試薬の違いです。

そのため、私のほかの著書では、18未満を正常と記してきました。しかし、今回は混乱を避けるために、日本腎臓学会の基準に従い、30未満を正常として話を進めます。

■糖尿病性腎症（腎臓病）病期分類

病期	尿アルブミン値(mg/gCr)あるいは尿タンパク値(g/gCr)
第1期 （腎症前期）	正常アルブミン尿　30未満
第2期 （早期腎症期）	微量アルブミン尿　30～299
第3期 （顕性腎症期）	顕性アルブミン尿　300以上 あるいは　持続性タンパク尿　0.5以上
第4期 （腎不全期）	問わない 血清クレアチニン異常値（1.1mg/dl以上）
第5期 （透析療法期）	透析療法中

ここで上の表と124ページに載せた「糖尿病腎症の臨床経過図」を見てください。

尿アルブミン値が30以上になると、「微量アルブミン尿」といって、アルブミンが尿の中に微量漏《も》れ出している段階です。

尿アルブミン値が30を超えても、腎臓病を発症するまでに早くても5年、平均10～15年ほどかかります。発症が早いか遅いかを分ける最大の要因は、血糖コントロール状態ではなく、意外なことに血圧の値です。だから、腎臓病を悪化させたくないのなら、血糖値コントロールよりも血圧を下げることが最も大切です。

この**微量アルブミン尿段階（第2期　30～299）で治療に入れば、間違いなく治すことができます**。しかし、尿アルブミン値を調べずにいると、みすみすそのチャンスを逃してしまいます。なに

■ 糖尿病腎症の臨床経過図

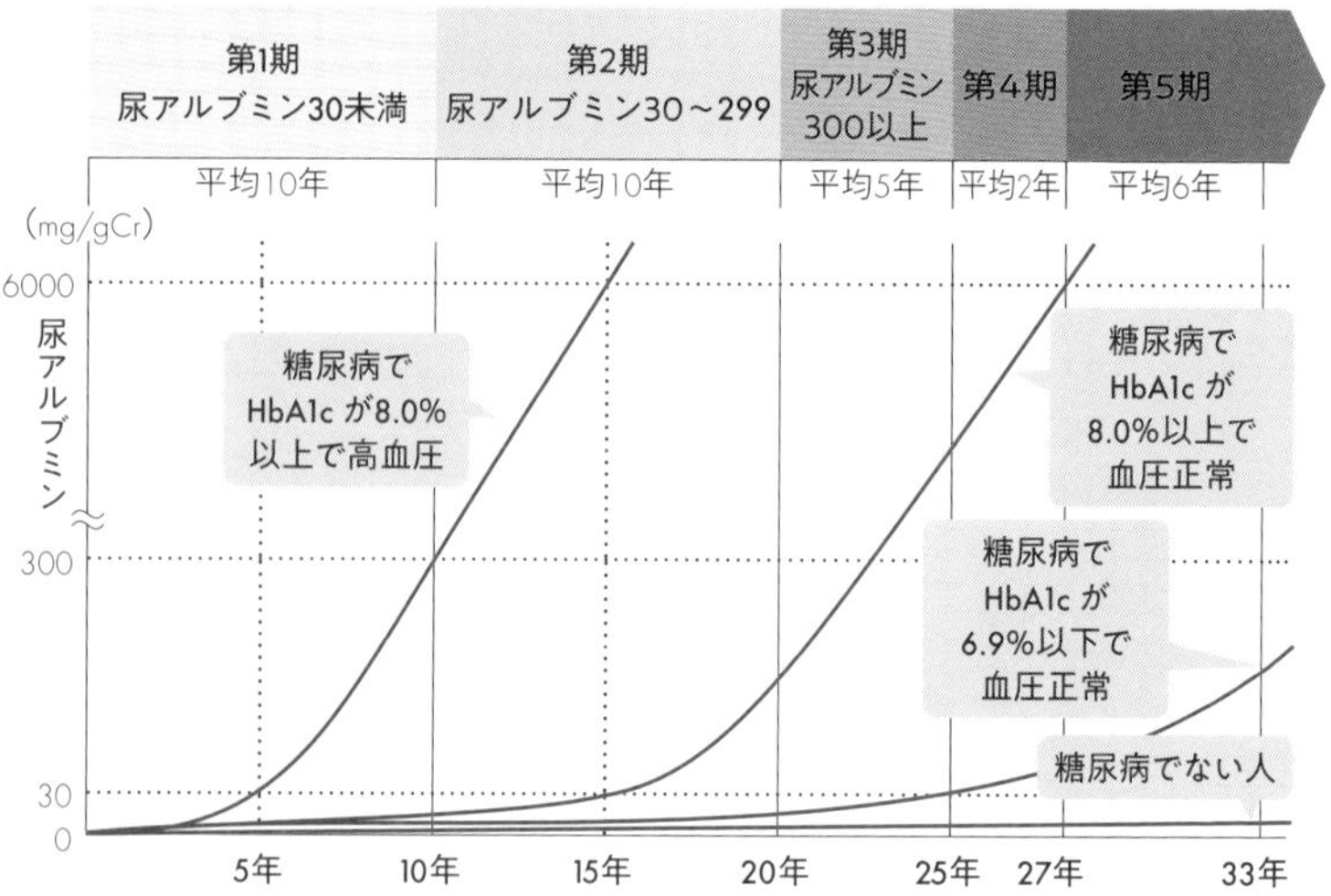

筆者作成

しろ自覚症状がないのですから。

自覚症状がないために放置していて**尿アルブミン値が300以上（第3期）になれば、「顕性《けんせい》アルブミン尿」と呼ばれ、健康診断でもよく調べられる尿タンパクが陽性になります**（尿検査の結果欄に「＋」と表示されます）。

糖尿病腎症の場合、重症度が5期に分かれますが、この段階は第3期（顕性腎症期）です。

実は、**糖尿病専門医の間では、尿アルブミン値300は「ポイント・オブ・ノーリターン」と呼ばれてきました**。つまり、透析に向けて「もはや引き返すことができない地点」ということです。

それまで比較的ゆっくり上昇していた尿アルブミン値は、３００を超えたあたりから指数関数的に急上昇していき、治すことはできずに〝お手上げ〟だったのです。

しかし、今はいい治療法があり、腎臓病治療に精通している医師ならまだ治すことができます。**私の場合、尿アルブミン値５０００までなら治すことができます。**

とはいえ、多くの医師が参考にしている血清クレアチニン値に異常が出たときは、すでに第４期（腎不全期）に突入しており、なかなか助けることができません。

もう一度、先の経過図を見てください。第４期はとても短く平均２年です。糖尿病になって、はじめて腎臓が悪くなるまで最短５年、平均では10〜15年以上の長い時間がかかっています。しかし、**血清クレアチニンが異常値になるとたった２年で透析**です。

悪化すると進行が早いのは、がんとまったく同じですね。だからこそ早期発見、早期治療が必要なのです。とくに血糖コントロール不足（ＨｂＡ１ｃ８・０％以上）で高血圧の人が早く人工透析になります。とりわけ高血圧が悪化させる最大の因子です。

検査について詳しくは第５章で述べますが、正しい検査さえきちんと受けていれば助かったはずのたくさんの患者さんたちが、みすみす透析に入っているのが現状です。

尿アルブミンの検査が行われているのは、糖尿病の外来患者さん全体の19・４％（国立国際医療研究センター、東京大学大学院医学系研究科「全国レセプトデータにおける糖尿病診療の質指標を測定」）にすぎません。糖尿病専門医ですら、半数以上が行っていません。

糖尿病学会も医師会も内科学会も、この検査を医師に推奨しているのですが、まだまだ動きが悪いのです。

日本の成人の５人に１人が慢性腎臓病という衝撃データ

「THE LANCET」という一流医学誌で報告された**最新のデータによれば、２０１７年現在、日本には２１００万人の慢性腎臓病患者がおり、成人の５人に１人に相当**します。なんと「激増している」といわれ続けている糖尿病の２倍もの患者さんがいるのです(Lancet 2020;395:709-733)。

もっとも、慢性腎臓病は日本に限らず、世界中で激増しています。たとえば、中国は1億3000万人の慢性腎臓病患者がいて、数だけ見れば世界一です。アメリカでも3900万人と成人の7人に1人が慢性腎臓病です。

そのため、国際腎臓学会と腎臓財団国際協会の共同提案により、2006年に「世界腎臓の日（毎年3月第2木曜日）」が設定され、啓蒙《けいもう》活動が行われています。

中でも**日本において深刻なのは、透析が必要なほどに病状が悪化するケースがとても**

多いということです。人口あたりの透析者数は台湾に次いで世界第2位。**日本は透析大国**となっているのです。なにか、人種的な体質傾向も影響しているのかもしれません。

左のグラフは、日本の慢性透析患者数の推移を示したものです。**2018年末現在33万9841人が透析を受けています**。1975年には1万3059人だったのに対し、いまや激増している様子がわかります（日本透析医学会「わが国の慢性透析療法の現況（2018年12月31日現在）」）。

透析患者数は今この瞬間も増え続け、総数で約34万人（2018年末現在）。さらに、毎年、新たに約4万人ペースで増えています。そして、悲しいことに年に3万人くらいの透析患者さんが亡くなっています。

前述したように、透析が必要になった患者さんは「身体障害者1級」の認定がなされ、医療費は国か健康保険組合が負担します。このことが日本の年間医療費を押し上げ、医療制度を極めて厳しいものにしています。

透析治療だけで年間1兆6000億円、合併症などの治療も含めると2兆円という莫大な医療費を費やしています。このまま透析の患者さんが増え続ければ、日本の医療制度はもちません。

■日本の慢性透析患者数の推移

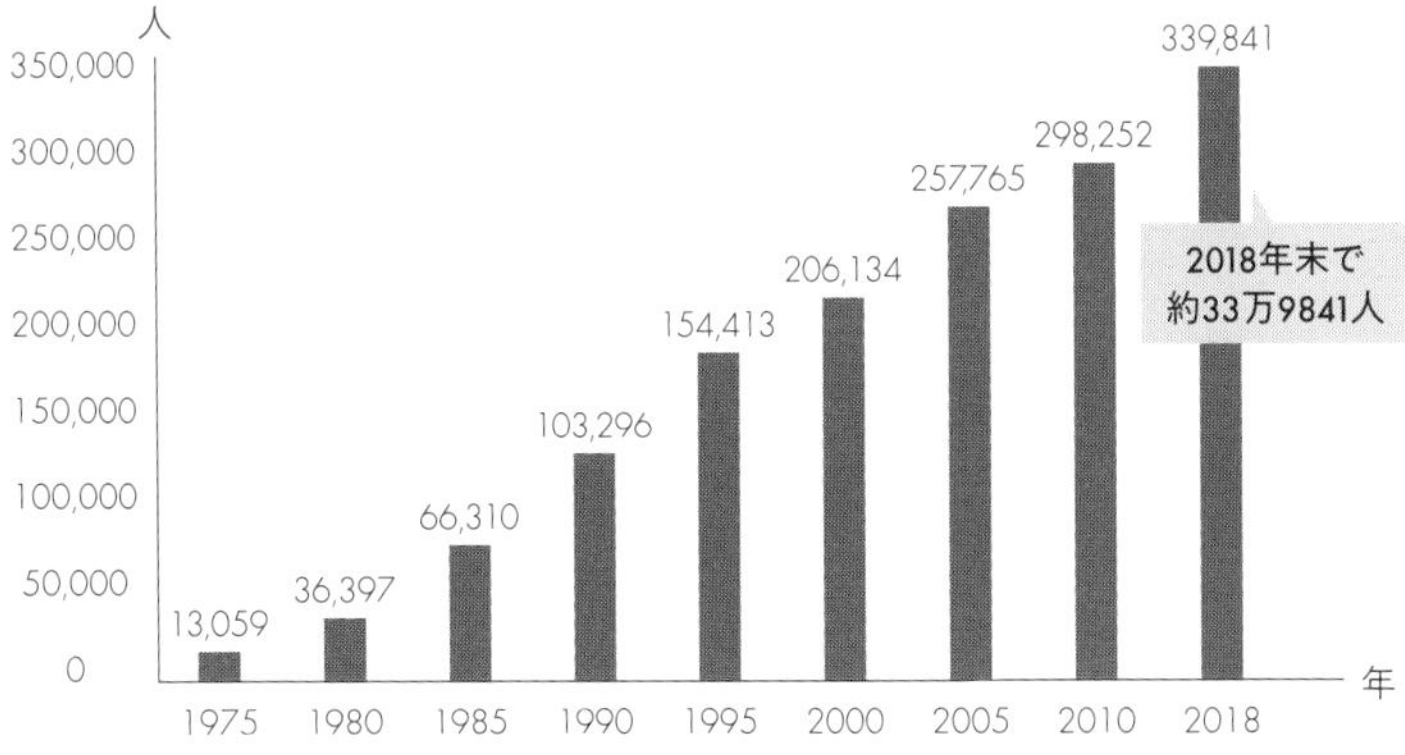

「わが国の慢性透析療法の現況（2018年12月31日現在）」（日本透析医学会）より

こうした事態を受け、厚生労働省は透析になる人を２０２８年までに３万５０００人減らす（１０％減）ことを目標として、さまざまな対策を打ち出しました。

具体的には、①慢性腎臓病の恐ろしさを国民に啓蒙する、②かかりつけ医と腎臓病専門機関との連携を強化する、③関係学会で診療ガイドラインを作成し効果的な治療を推進する、などです（腎疾患対策検討会「腎疾患対策検討会報告書」２０１８年７月12日）。

しかし、思うような減少効果は見られず、直近２０１８年末時点の透析患者数はむしろ増えていたというのが現状です。

ところで、透析患者を減らすための対策について、私の見解は厚生労働省とは異なっているのですが、それについては後述します。

いずれにしても、透析になっていちばん辛い思いをするのは患者さんです。

しかし、慢性腎臓病を早期に治療して透析を避けることは、患者さんだけの問題に留まりません。保険医療を守らねばならない立場にある政府や医療機関、また、すべての国民にとっても不可避の課題なのです。

慢性腎臓病が見つかりにくい2つの理由

働き盛りの世代が、いつの間にか慢性腎臓病を進行させてしまう主な原因は、高血圧と糖尿病です。もちろん、肥満も深く関わっています。

血圧や血糖値、体重というのは、一般的な健康診断で必ず測定されます。だから、多くの人が自分の数値についてわかっています。

たとえば、上の血圧が１４５であれば、あなたは高血圧です。

たとえば、ヘモグロビンＡ１ｃ値が７・２であれば、あなたは糖尿病です。

たとえば、ＢＭＩ値が32であれば、あなたは肥満です。

しかし、あなたが慢性腎臓病だったとしても、血清クレアチニン値にはまず異常は出ません。

そのため、「俺は血圧は高めだけど腎臓は大丈夫」「糖尿病の指摘を受けたけれど腎症は起こしていない」「肥満だけど深刻なレベルではない」と都合良く解釈してしまう人が多いのです。

ほかにも、高コレステロール、高尿酸値など、腎臓のことまで考えて見ていくべき検査数値がいろいろあるのですが、どうしても、個別のところでストップしてしまいます。誰だって、自分の健康については「大きな問題はない」と思いたいですから。

しかも、医師まで知識がないとなると、慢性腎臓病が見逃されてしまうのも当然です。

私はなにも医療関係者を非難したいのではありません。前にも触れたように、私自身も昔はこの病気のことをよく知らなかったのですから。

医療関係者も患者さんも一生懸命やっているのに、しかも、医療資源に恵まれた日本であるにもかかわらず、慢性腎臓病が激増し、多くの人が透析を必要とする現実。この大問題をどうにかしなければならない、と考えているだけです。

そのためにも、慢性腎臓病がいかに見逃されているかについて何重にも意識を高めたうえで、今一度、自分自身の体をチェックしてみて欲しいのです。

慢性腎臓病を防げない人間ドックの根本的欠陥

１３５ページに示したのは、出版社に勤務するＭさん（46歳・男性）の健康診断の結果通知表です。まさに、この年代の男性の典型例ともいえる数値が並んでいます。

あなたが受けている健康診断の結果と見比べながら、自分のこととして考えてみてください。

まず確認しておきたいのが、**やはり尿アルブミンは調べていない**ということです。

Ｍさんの会社の健康診断は、胃の検査でバリウムでなく内視鏡も選べたり、骨密度を調べたりするなど、比較的、手厚い内容になっています。

しかし、それでも尿アルブミンは測定していません。これが、おおかたの健康診断の現実です。

尿検査では、「糖」と「タンパク」を見ています。――①

尿タンパク検査は、尿アルブミン検査より劣るものの、血清クレアチニン値だけで腎臓の状態を判断するよりははるかにましです。

Mさんは「－」になっていますが、**タンパクが「＋」であれば「顕性タンパク尿」。このときには、尿アルブミン値は３００を超えて、腎臓に重大な問題が起きている可能性があります**から、すぐに腎臓内科にかかる必要があります。

問題は「±」という微妙なケースです。多くの人が「±とは擬陽性みたいなものだろうから様子を見よう」と放置します。しかし、**「±」であったなら、必ず尿アルブミン検査を受けてください**。実際に、それで尿アルブミンの基準値30を超えている人が１００人近くも見つかっています。この段階なら、まだ早期であり、治療を開始することで慢性腎臓病の芽が摘《つ》めます。

Mさんの会社の健康診断では、尿アルブミン値は調べられていませんが、血清クレアチニン値からeGFRを算出している点は評価できます（eGFRの算出法は２１６ページ以降参照）。――②

本書で何度も指摘しているように、血清クレアチニン値自体は、慢性腎臓病の早期発

■Mさんの人間ドックの結果

特定健康診査
受診券番号

特定健康診査受診結果通知表

株式会社　平河町出版

フリガナ	エム	生年月日	1974年5月5日	検診年月日	2020年9月10日
氏名	M 様	性別／年齢	男／46歳	(当センター受診番号)	(40)

既往歴			
服薬歴	脂質	喫煙歴	なし
自覚症状	肩こり・腰痛がある		
他覚症状			

		項目	特定健康診査基準値	2020年9月10日　今回
	身体計測	身長(cm)		169.7
		体重(kg)		70.9
		腹囲(cm)	85.0未満	90.2
		BMI	25.0未満	24.6
③	血圧	収縮期血圧(mmHg)	130未満	136
		拡張期血圧(mmHg)	85未満	98
	血中脂質検査	中性脂肪(mg/dl)	150未満	87
		HDL-コレステロール(mg/dl)	40以上	64
		LDL-コレステロール(mg/dl)	120未満	120
		Non-HDL-コレステロール(mg/dl)	150未満	137
	肝機能検査	GOT(AST)(U/1)	31未満	23
		GPT(ALT)(U/1)	31未満	31
		γ-GTP(γ-GT)(U/1)	51未満	23
④	血糖検査	血糖(mg/dl)	100未満	空腹時　114
		HbA1c(NGSP値)(%)	5.6未満	6.2
①	尿検査	糖	―	―
		蛋白	―	―
		詳細項目	基準値	2020年9月10日 今回

②	血清クレアチニン検査	血清クレアチニン値(mg/dl)		0.97
		eGFR(mL/min/1.73㎡)	60.0以上	66.8
⑤	メタボリックシンドローム診断基準による判定			基準該当
	医師の判断	基準該当	メタボリックシンドロームです。リスク項目が複数見られます。生活習慣を見直し、腹囲・体重を減らしていくために改善できることから真剣に取り組みましょう。	
	判断した医師の氏名	夏目　彩		

見にまったく役立ちません。血清クレアチニン値が異常を示したときには、慢性腎臓病はかなり進行しています。eGFRまで算出して、はじめて意味があるのです。

さて、MさんのeGFRですが、「基準値（60・0以上）」に収まっており、なんら指摘は受けていません。しかし、それで安心というわけにはいきません。

eGFRは加齢とともに低下していくため、若いほど高い数値を示すべきです。40代なら70・0は超えていたいところです。しかし、Mさんはすでに66・8と低め。このままでは、50代で60・0を切ってしまうかもしれません。

Mさんの結果表を見ると、腎臓に関連して気になる箇所がいくつかあります。

まず血圧。**高血圧は慢性腎臓病を悪化させる最大の要因**です。Mさんはまだ重症の高血圧ではありませんが、「高め」であることは確かです。塩分摂取量を減らすなどして、**上（収縮期）の血圧を135未満、下（拡張期）を85未満に収めるのは必須**です。——③

そして血糖値。空腹時血糖値もヘモグロビンA1c値も基準値を超えています。Mさんはすでに糖尿病予備軍です。——④

このまま糖尿病になれば、高血圧と相俟《あいま》ってさらに腎機能に悪影響を及ぼしますから、血圧の管理もより厳しいものにしていかねばなりません。場合によっては、降圧剤を服用してでも下げたほうがいいでしょう。

それになにより、糖尿病が進行すれば、合併症の腎症を引き起こします。

また、Ｍさんはメタボリックシンドロームも指摘されています。肥満が高血圧や糖尿病とリンクしながら腎機能を落としていくことは、これまでも述べてきた通りです。

――⑤

ちなみに、Ｍさんの尿アルブミン値を私のクリニックで測定してみたところ、２・９と優秀でした。ただし「今のところは」という認識が必要です。

尿アルブミン値は、糖尿病があるととくに悪化しやすいので、血糖値が高めのＭさんは今後の観察が重要になってきます。

では、なぜ、eGFRの数値があまり良くないＭさんの尿アルブミン値が今のところ良好なのか。これは、**検査の種類（要素）がまったく違う**からです。

尿アルブミン値は、実際の腎臓のフィルターがどのくらいダメになっているか（穴だらけになっているか）を尿に漏れ出ているアルブミンの量で見るものであり、eGFRは腎臓の膜を通過している血液の状態から腎機能を推察するものです。

だから、**両面から調べていくのがベストであり、中でも、より直接的に腎臓の状態を**

知ることができる尿アルブミン検査は必須なのです。

会社の健康診断や人間ドックを受けて、Mさんと似たり寄ったりの結果を手にしている読者は多いはずです。

そういう人たちがみんな、Mさんと同様に「血圧や血糖値はヤバい感じになっているけれど、まだ尿アルブミンは大丈夫なんだろう」などと思ってはなりません。

これぱかりは、個々の違いが顕著です。沈黙の臓器、腎臓に関しては尿アルブミンを調べてみなければ本当のところはわかりません。

どうか、自分から動いて、自分の腎臓を守ってください。

医療現場の「患者に良かれ」が病気を悪化させる

良かれと思って行われる医療行為の中にも、腎臓に負担をかけるものがあります。

たとえば、造影剤。**「造影剤腎症」という名前があるくらい、造影剤を使ったことで腎機能を落とすことが頻繁に起きます**。

造影剤はその名の通り、ＣＴやＭＲＩなどの撮影時に使われ、とくにがんを早期に見つけるためにとても役立ちます。がんがあるとそこに造影剤が取り込まれ、はっきり、くっきりと描出されます。

中でも、膵臓がんは早期に見つけないと助からないので、放射線科の医師は造影剤をすすめます。

私も、腎臓が悪くない患者さんには造影剤を使用することをすすめています。というのも、普通は、ＣＴやＭＲＩで使用される造影剤の分量はわずかですので、注意して使えばほぼ問題はないからです。

しかし、すでに腎臓が悪い人に使用すると、かなり悪化させてしまいます。そこで、腎臓が悪いことがわかっている患者さんなら、造影剤を使用する前と後に大量の点滴を行い、造影剤を速やかに洗い流すことで、ほとんど害なく使うことができます。

ただし、ここでも「腎臓が悪いことがわかっている」ことが前提で、無自覚でいれば話は違ってきます。

造影剤でとくに心配なのは、心臓のカテーテル治療などでの使用です。カテーテル治療にあたっては、造影剤を流して画面に映る様子を見ながら治療を行いますが、ヘタな医師はどうしても時間がかかります。そのため、造影剤も大量に使うことになります。

これがきっかけで造影剤腎症を起こし、透析になる人もいるくらいです。

実際に、それまで尿アルブミン値が30くらいで推移していた軽度腎障害の人が、造影剤を使ったせいで一気に2000以上に跳《は》ね上がったケースもありました。幸い、早期に治療して治すことができました。

このように早い対応が取れればいいのですが、困ったことに、多くの場合そうはいきません。カテーテル治療の後にすぐ腎臓が悪くなるわけではなく、尿アルブミン値が少

■主なNSAIDs

□アスピリン、バファリン(アスピリン)
□ボルタレン(ジクロフェナク)
□インダシン(インドメタシン)
□ナイキサン(ナプロキセン)
□フルカム(アンピロキシカム)
□レリフェン(ナブメトン)
□モービック(メロキシカム)
□ロキソニン(ロキソプロフェン)
□クリノリル(スリンダク)
□ブルフェン(イブプロフェン)
□ポンタール(メフェナム酸)
□セレコックス(セレコキシブ)
□ハイペン(エトドラク)

しずつ悪化していき、1年後から数年後に透析が必要な状態になっていくからです。

そのため担当医は、自分のカテーテル治療で患者さんの腎臓を悪くしたことに気づきません。気づかなければ、同じような悲劇が繰り返されてしまいます。

医師の無知はとんでもない結果を招くことになるのです。だから私は、循環器の医師と緊密に連携し合うように努めています。

さらに、もっと身近なところで、整形外科などでよく出される解熱鎮痛薬にも注意が必要です。

「NSAIDs《エヌセイズ》＝Non Steroidal Anti-Inflammatory Drugs」と呼ばれる、ロキソニンやボルタレンに代表される解熱鎮痛薬は、医療現場で頻繁《ひんぱん》に処方されます。

今は市販もされ、ドラッグストアで簡単に買えます。よく効く薬なので愛用している人も多いと思いますが、これら**エヌセイズの飲み薬は腎臓を悪くします**。しかし、医療関係者でもそれを知らない人は多く、当然、患者さんは安心して長期間、服用してしまいます。

高血圧の患者さんに出される薬の中にも、腎臓を悪くするものがあります。

詳しくは第5章で説明しますが、**慢性腎臓病を治療するために一部の高血圧の薬が非常に役立つ一方で、悪化させる薬もある**のです。

また、これまで述べてきたように、高血圧は慢性腎臓病の大きな原因であるため降圧剤の服用がすすめられます。ただ、そのときに「どういう薬を選ぶか」によって、かえって腎臓病を悪化させることにもなるので注意が必要です。

こうしたこともすべて、医療関係者にはまったく悪気はありません。「患者さんに良かれ」と思ってやっていることです。だからこそ、一刻も早くそういう不幸な事態を解消していくことが望まれるのです。

驚きの事実、プロテインを飲むと腎臓が悪くなる!?

一般の人が「良いつもり」で積極的に摂取しているものの中にも、腎臓を悪くするものがあります。その代表格が「プロテイン」です。

私は、プロテインについて強い危機感を持っており、あちこちで繰り返し発信しています。というのも、多くの人が「タンパク質をたくさん摂ることは健康に良い」と信じ、しかも「プロテインでタンパク質を摂ればより効率的だし、筋力の低下も抑えられる」と、積極的に摂取しているからです。

かつては、ボディビルダーなど一部の人が用いていたプロテインは、今では誰でも簡単に手に入るようになりました。溶かして飲むパウダータイプに限らず、棒状のバーやゼリーなど、より手軽に摂取できる形になってコンビニエンスストアでも売られています。それを食事代わりに口にしている人もいます。

こうした状況にあって、私がその危険性を説くと、疑問を呈《てい》されたり、強く反発されることもあります。

「牧田さんがすすめる糖質制限を行えば、タンパク質が多くなるのに、どうしてプロテインはダメなの？」

「原料は牛乳や大豆など天然のもので、それを摂るのがなんで良くないのだ！」

まず知っておいていただきたいのは、私たちが食事の肉や魚、豆腐などから摂取するタンパク質（＝プロテイン）は極めてわずかだということです。

国の定めた1日の推奨摂取量は、男性で60グラム、女性で50グラムとされています。しかも、これでも必要量より10グラム多く設定されています。**一般の人が必要とするタンパク質はそもそも少なく、運動したからといって、あえて「補充する」必要などありません。**

以下、3つのことを明言しておきます。

①筋トレをしてもタンパク質を摂取する必要はありません。

②タンパク質を摂取しても筋肉はつかないし、運動のパフォーマンスも上がりません。

③タンパク質を摂りすぎることで腎臓を悪くします。とくに、自然の食べ物からではなく、人工的につくられた粉末やゼリー、液状のタンパク質（プロテイン）、アミノ酸は避けたほうがいいのです。たとえ、それが牛乳や大豆からつくられたものでも、同じく腎臓を悪くします。

実際に、私のクリニックでも、尿アルブミン値がいきなり上がった患者さんに話を聞くと、「スポーツクラブですすめられたプロテインを飲み始めた」というケースがありました。すぐにやめてもらうと、また元に戻ってほっとしましたが、飲み続けていたらと思うとぞっとします。

「運動したらタンパク質」は健康を損なう致命的な間違い

私たち医師が学生時代に必ず習う科目に「生化学」があります。化学式をいじくり回す退屈な内容であるため、多くの医学生から嫌われています。

ところが、私は生化学が大好き。今も『リッピンコットシリーズ イラストレイテッド生化学』などの専門書を愛読しています。

それら生化学の教科書に書かれていることを読めば、不自然なタンパク質を摂ることでどういうリスクが生じるか明確にわかります。ちょっと専門的になりますが、とても大事なことなので説明しましょう（『リッピンコットシリーズ イラストレイテッド生化学』315ページ〜）。

肉や魚や豆腐など（もちろん人工的なプロテインもですが）を口から入れれば、消化していく過程で、タンパク質はすべて「アミノ酸」という物質に変わります。このアミノ酸は、私たちの体にあるタンパク質の材料となります。私たちの体のタンパク質は、絶えずつくりかえられており、その材料となるわけです。

一方で、**運動をしようがしまいが関係なく、筋肉も含め体のタンパク質は絶えずつくりかえられています**。だから、「運動をしたらタンパク質の補給が必要」という考えは間違っています。運動の有無は関係ないのです。

では、どのくらいつくりかえられているのでしょうか。1日にだいたい400グラムのタンパク質が壊され、400グラムが新しくつくられています。前述したように、その材料はタンパク質が分解されたアミノ酸です。

さて、ここで、あなたは思うはずです。

「だったら、やはりたくさんタンパク質を補充しなければ、つくりかえるためのアミノ酸が足りなくなってしまうじゃないか」

ところが、そうではないのです。もし、補充しないとタンパク質が足りなくなってしまうのなら、山で道に迷ったり、災害に遭《あ》って数日ろくな食べ物を得られなくなった人は、すぐに命を落としてしまうでしょう。そんなことにならないように、私たちの体はパーフェクトにできているのです。

私たちの体には、**「アミノ酸プール」**というシステムが備わっています。名前の通り、アミノ酸を大量にプール（ストック）しておくシステムです。

具体的には、体の細胞の中、血液の中、細胞の外の細胞外液などに、約100グラムのアミノ酸がいつでも貯蔵されています。

そして、このアミノ酸プールは、3つの生成経路と消費経路によって、絶えず量が保たれています。

まず、アミノ酸生成経路を見てみましょう。

① 筋肉など体のタンパク質が分解されることによってもたらされるアミノ酸
② 食事から摂ったタンパク質由来のアミノ酸
③ 体の中でつくられるアミノ酸

このうち①に注目してください。つまり、**タンパク質が壊されて得られたアミノ酸は再利用される**ということです。また③のように、自らつくりだす機能も備わっています。

次に、アミノ酸消費経路です。

■アミノ酸プール概念図

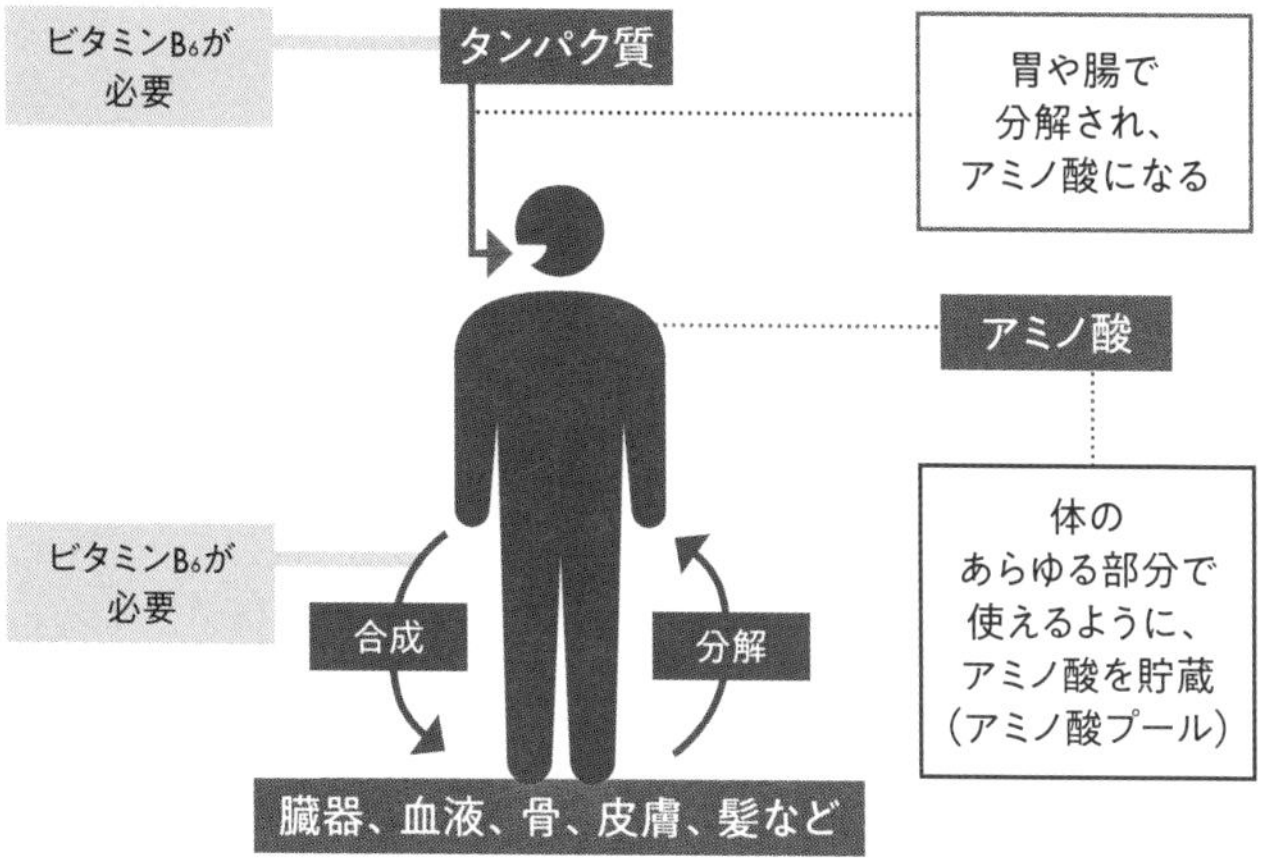

①体（筋肉も含まれる）のタンパク質を合成する
②過剰なアミノ酸を尿素窒素などに変えて尿から排泄《はいせつ》する
③ブドウ糖や脂肪を合成する

ここでは、②が重要です。**過剰なアミノ酸があれば、それを尿素窒素などに変えて尿から排泄する（濾過《ろか》する）腎臓の働きが強く必要とされる**わけです。それによって腎臓は疲弊し、機能が落ちていきます。

医学的には、**「過剰濾過による腎機能障害」**が起きます。

タンパク質を摂りすぎると、過剰濾過が生じて腎臓を悪くするというのは、１９８２年に発表された有名な腎臓病医のブレンナー教授の論文で確立されています（N Engl J Med 1982;307:652-659）。さらに、世界的に有名な腎臓の教科書『The Kidney』（編集者はブレンナー教授）にもしっかりと書いてあります（The Kidney 2020, 11th edition Elsevier, P650, P1775）。

当然のことながら、腎臓病専門医には常識ですし、腎臓が悪くなったらタンパク質を減らした食事をしなければならないことは、どんな医師も知っているはずです。ただ、**プロテインの害については、多くの医師にとって理解の及ばぬ事柄**でしょう。

アミノ酸プールの仕組みによって不足することなどないタンパク質を、プロテインパウダーなどで大量に摂取し、かえって腎臓を悪くしているのが現代人なのです。

もちろん、タンパク質は重要な栄養素ですから、必要量を食事から摂ることは大事です。しかし、それは普通に食べていれば十分です。もし不足するなら、プロテインなどではなく、肉や魚や大豆を食べるのが良いのです。

アスリートであっても プロテインを摂ってはいけない

アスリートやボディビルダーにとってプロテイン摂取は有効か。これは、長きにわたって議論が続けられてきた問題です。

しかし、この議論には、決着がついています。１９９４年にイギリスのダンディー大学の研究者が17ページにもわたる膨大な研究報告を行っており、そこで明らかに否定されているのです（Proceeding of the Nutrition Society 1994;53:223-240）。

そのチームによる実験では、男女26人のボディビルダーに対し、体重1キロあたり1・93グラム（60キロの人なら115・8グラム）という高タンパク食を毎日摂ってもらいました。しかし、筋肉にはなんの良い効果も出なかったそうです。

また、イェール大学で行われた実験で、５カ月間にわたり、アスリートに1日のタンパク質を55グラムに制限させたところ、筋力は逆に35％も増加したそうです。

こうした結果を見れば、**「運動するときにはタンパク質の補給が必要だ」というのは、まったくのウソ**だということがわかるでしょう。

でも、プロテインなどを売りたいメーカー側は、なかなかこういうデータは出してきません。そして、なんとなくわかったような、わからないようなイメージ戦略で「体に良さそうだ」と思わせるのです。

たとえば、スポーツクラブのインストラクターなどが、「運動をしてブドウ糖が消費されると、エネルギーが足りなくなって筋肉が使われてしまうから、タンパク質の補充が必要だ」と言って、そこで販売しているプロテイン製品をお客さんに売っているという話を患者さんからよく聞きます。

彼らに悪気がないのはわかっています。しかし、**生化学から見ればその理論は明らかに間違い**です。

ブドウ糖（グリコーゲンなどに形を変えて体に保存されていたものを含む）がエネルギーとして消費されてしまうと、次に使われるのは筋肉ではなく脂肪です。一般的な体格の人（たとえば体重60キロの男性）で、1カ月くらいはエネルギー不足にならないくらいの脂肪を、私たちは体に溜め込んでいます。

これら脂肪を消費し切ったとき、最後にやむを得ず、筋肉のタンパク質がエネルギーとして使われます。

なぜ最後かといったら、筋肉をつくっているタンパク質が簡単に不足してしまっては大変だからです。そんなことにならないよう、私たちの体は完璧に設計されているのです。

そして、タンパク質までエネルギーにしなければならないようなことは、文明社会ではあり得ません。ましてや、スポーツクラブで運動したくらいで、そのような状況になるはずがないのです。

それよりも、プロテイン摂取は腎臓への害が大きすぎることを考慮すべきです。なんで最近、こんなにコンビニでもスーパーでもそしてジムでも、プロテインを売るようになったのかわかりません。

働き盛りの年代が、忙しい時間をぬってせっせとスポーツクラブに通うのは、健康を維持したいからでしょう。体を守るためにやっているはずのことが、逆効果にならないように知性を働かせていきましょう。

第4章

新時代の健康長寿17カ条

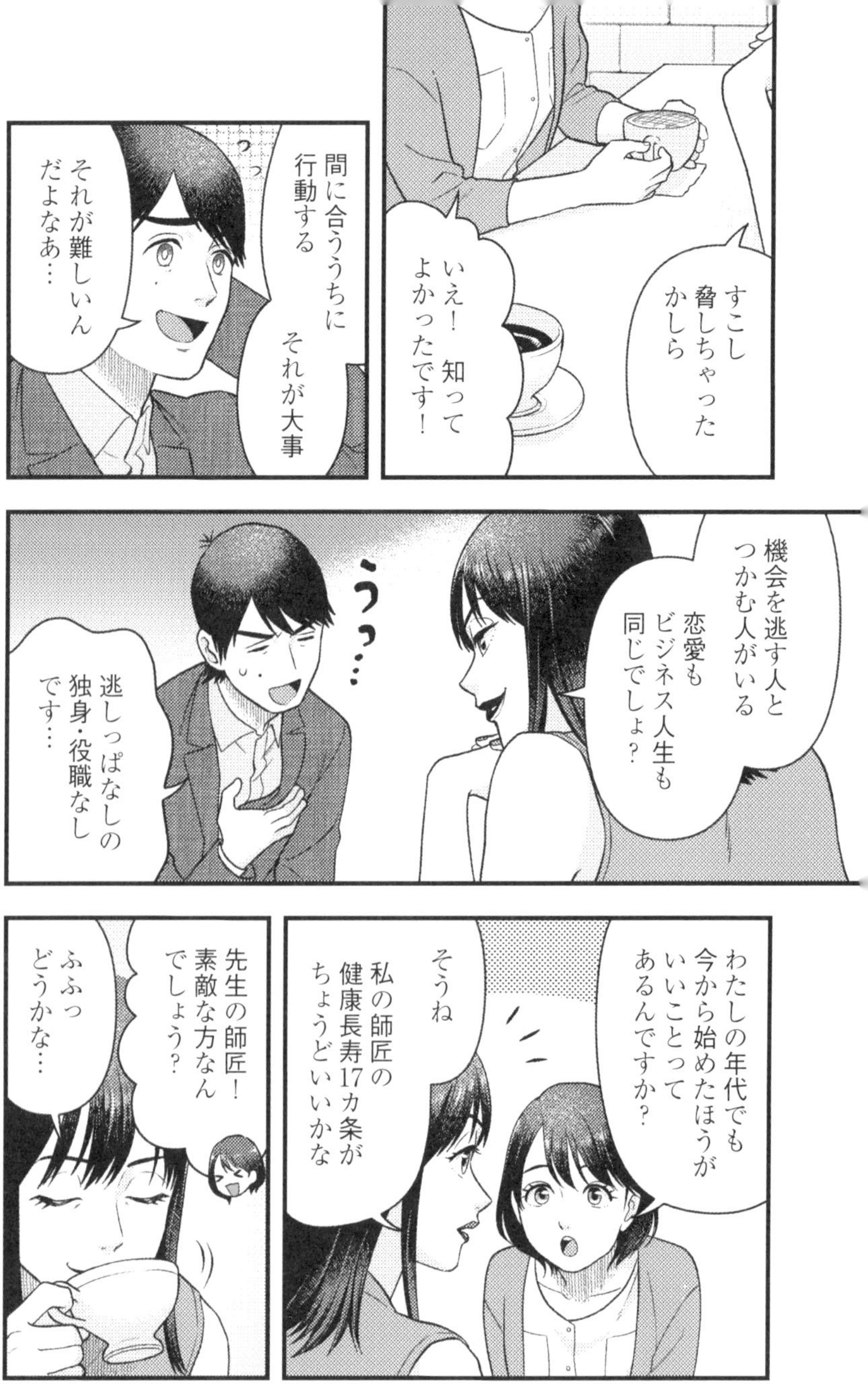
すこし脅しちゃったかしら
いえ！知ってよかったです！
間に合ううちに行動する それが大事
っっ
それが難しいんだよなあ…
機会を逃す人とつかむ人がいる
恋愛もビジネス人生も同じでしょ？
うっ…
逃しっぱなしの独身・役職なしです…
わたしの年代でも今から始めたほうがいいことってあるんですか？
そうね
私の師匠の健康長寿17カ条がちょうどいいかな
先生の師匠！素敵な方なんでしょう？
ふふっ どうかな…

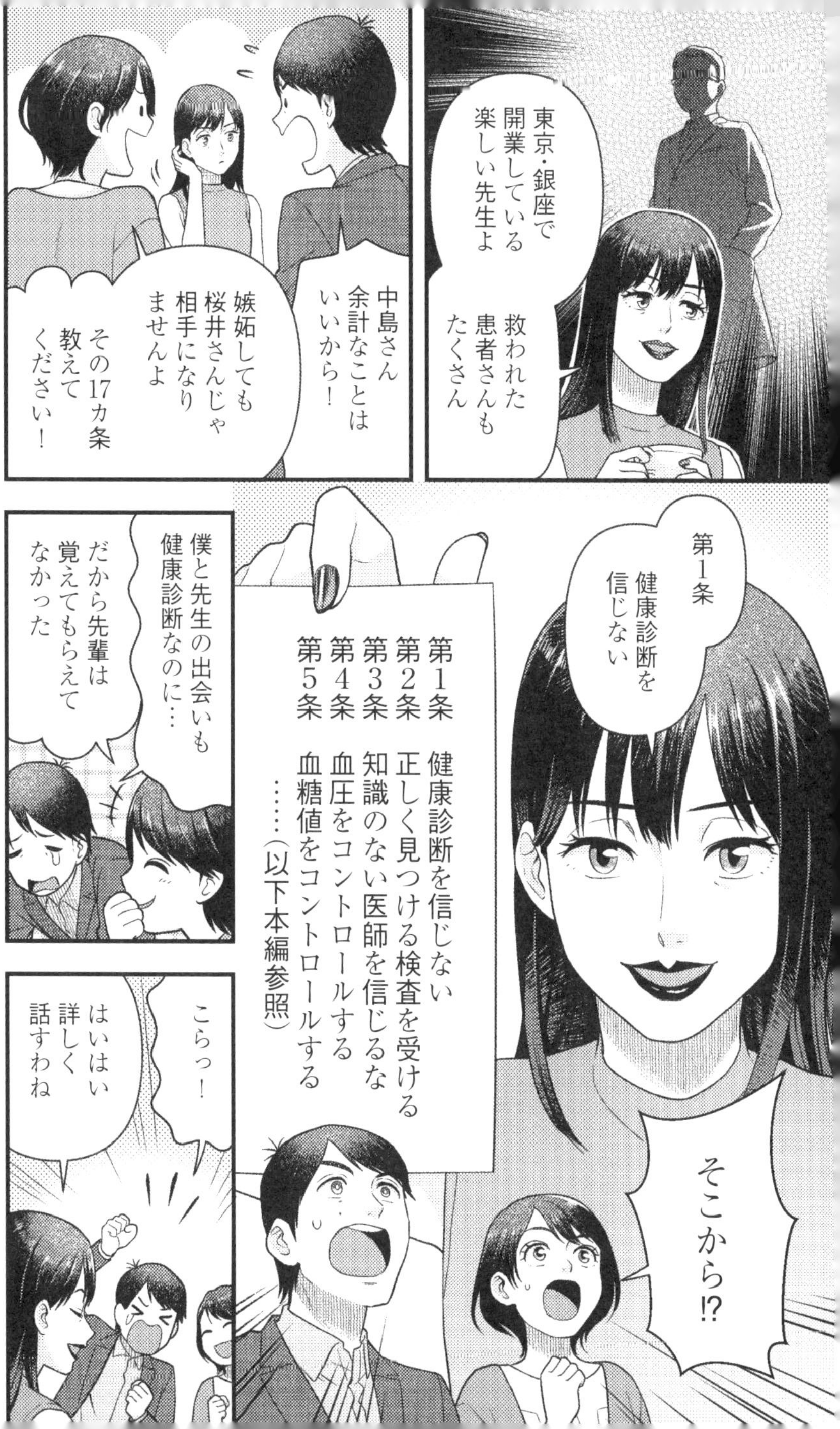
東京・銀座で開業している楽しい先生よ
救われた患者さんもたくさん
中島さん余計なことはいいから！
嫉妬しても桜井さんじゃ相手になりませんよ
その17カ条教えてください！
第1条 健康診断を信じない
第1条 健康診断を信じない
第2条 正しく見つける検査を受ける
第3条 知識のない医師を信じるな
第4条 血圧をコントロールする
第5条 血糖値をコントロールする
……（以下本編参照）
僕と先生の出会いも健康診断なのに…
だから先輩は覚えてもらえてなかった
そこから⁉
こらっ！
はいはい詳しく話すわね

第1条 健康診断を信じない

はじめに確認しておきますが、私は「健康診断を受けるな」と言っているのではありません。会社や市区町村で行われる健康診断が、すべて無駄なわけではありません。毎年、定期的に受けて、血糖値や血圧、コレステロール値などを正しく知り、その変化を自分で把握することは大切です。

また、ときには運良く、なにか大きな病気の前触れを察知することもできるかもしれません。

しかしながら、がんの早期発見などには、あまり期待が持てません。一般的な健康診断で発見できるがんは、治癒が難しいレベルに進行していることがほとんどです。

まして、とくに**慢性腎臓病に関して、一般的な健康診断は役に立ちません**。腎機能の診断指標に「血清クレアチニン値」を用いているなら、役に立たないどころか、「異常なし」と油断してしまって逆効果なくらいです。

まずは、そのことを知っておいてください。

あなたの腎臓を守るために、最初にしなければならないこと。それは**「今、手元にある健康診断の結果表で、血清クレアチニン値が正常だからといって、自分の腎臓に異常がないとは限らない」と認識すること**です。

すべては、そこからスタートします。

第2条 正しく見つける検査を受ける

慢性腎臓病に関して一般的な健康診断がまったく頼りにならないとなれば、確実に見つけられる検査を受けるしかありません。

それが、これまでも何度か触れてきた**「尿アルブミン」の検査**です。

左の写真は、私のクリニックの待合室に貼られているポスターです。

もう10年以上前に、日本医師会から所属会員に送られてきたものです。「あなたの大切な腎臓を守るために。糖尿病の方は、今すぐ尿検査でアルブミン値のチェックを。」とありますが、しかし、残念ながら多くの医師は、いまだに患者さんの尿アルブミン値を調べることをしていません。

そういう状況にあって自分の腎臓の状態を正しく知るには、自ら動くことがとても重要です。**行きつけのクリニックでもいいので、「尿アルブミン検査を受けたい」と相談**

してみてください。

血液や尿の検査は、どこのクリニックも大手の検査会社で行っています。だから、**この検査はどんなクリニックでも可能**です。

ただこの検査のことを知らない医師がほとんどなので、「尿アルブミン検査のことを調べてぜひ受けさせてください」とお願いする必要があります。

とくに、高血圧、糖尿病、コレステロール高値などで通院中の患者さんは、慢性腎臓病になりやすいので、必ず年に1回は調べる必要があります。保険が効きますので、3割負担の方は、検査費用だけなら300円程度です。

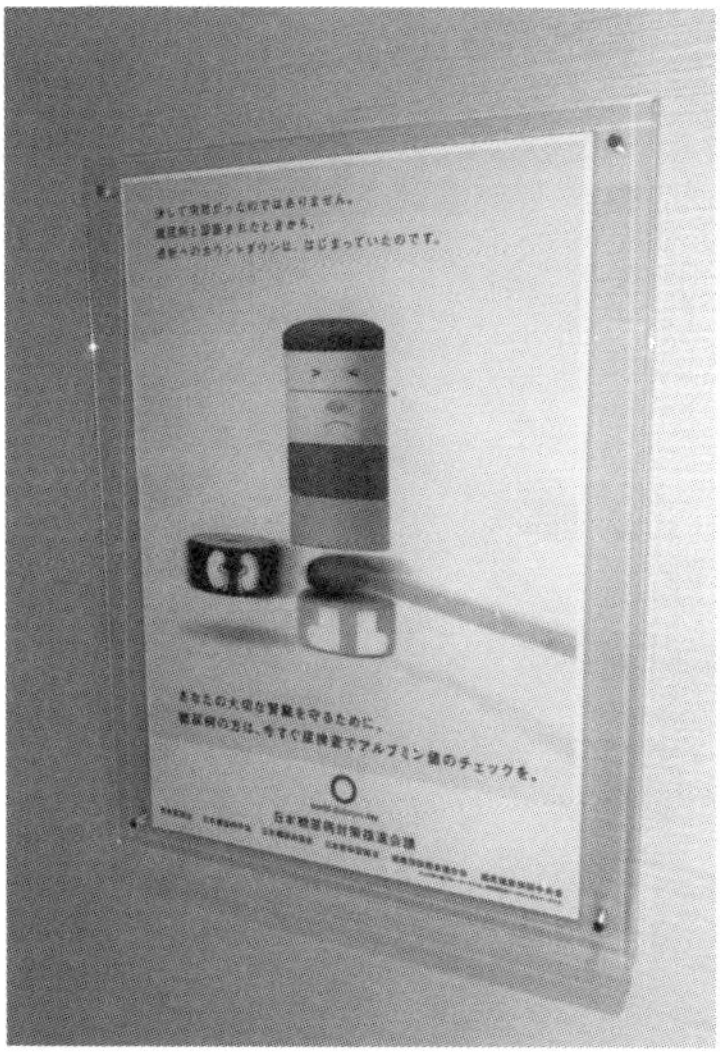

さらに、世界で共有されている**「eGFR（推算糸球体濾《ろ》過《か》量）」という指標を知る**ことも大事です。

「血清クレアチニン値だけを見ていたら、慢性腎臓病は手遅れになる」ということが徐々に理解され始めた今、人間

■慢性腎臓病のステージ分類

	G1	G2	G3a	G3b	G4	G5
eGFR値	90以上	89～60	59～45	44～30	29～15	15未満
腎臓のはたらきの程度	正常	正常または軽度低下	軽度～中等度低下	中等度～高度低下	高度低下	末期腎不全
治療の目安		生活改善	生活改善	生活改善	生活改善	生活改善
			食事療法　薬物療法	食事療法　薬物療法	食事療法　薬物療法	食事療法　薬物療法
					透析・移植について考える	透析・移植の準備

ドックなどでeGFRが示されるようになりつつあります。しかし、まだまだ浸透してはいません。

詳しくは第5章で説明しますが、eGFRは、血清クレアチニン値と年齢や性別を、特殊な計算式にあてはめることで求めることができます。また、インターネットなどでは、数値を入力するだけでeGFRを計算してくれるサイトもあります（https://www.kyowakirin.co.jp/ckd/check/check.html）。

腎機能は年齢を重ねるだけで確実に落ちていきますから、同じ血清クレアチニン値でも、年齢が高い人ほどeGFR値は悪くなります。

この数値が90（mL/min/1.73m^2）以上あ

るのが理想で、89から60なら腎機能は正常または軽度低下。60を切る（60未満）と慢性腎臓病と診断されます。30未満になるとステージ4で腎不全状態（尿アルブミンは30以上で血清クレアチニンが多くの場合、異常値）です。さらに15未満になると、透析が必要とされる段階です。

血清クレアチニン値にまったく異常がない人でも、eGFRを算出すると、かなり早期に腎機能低下がわかります。

血清クレアチニンの数値が上がるのは、一般的にeGFRが30未満の腎不全状態になったときです。尿アルブミン検査とともにeGFRを把握して、早期発見・早期治療を目指しましょう。

第3条　知識のない医師を信じるな

もし、あなたが**「尿アルブミン検査を受けたい」と申し出たときに、「そんなもの調べる必要はない」と答えたなら、その医師は、腎臓に関しての知識が不足**しています。

たしかに、多くの医師は非常に多忙で、自分の専門領域以外について詳しく勉強している余裕はありません。

しかしながら、慢性腎臓病の激増は日本の医療制度を揺《ゆ》るがすほどの大問題となっていることや、慢性腎臓病が「隠れ死因」ともいえるほど、命に関わる病気の多くの原因をつくりだしていることを考えたら、「知らない」では済まされません。

「いい医師」を選ぶことは、2つの側面からとても重要です。

1つは、自分の腎臓の状態を正確に調べる検査を受けるために。

もう1つは、慢性腎臓病になったときに、透析にならずに治すために。

もし、前項で紹介した2つの検査で異常が出て（尿アルブミン値30以上か、eGFRが60未満）慢性腎臓病が疑われるなら、腎臓内科医にかからなければ透析になってしまう危険があります。

今、糖尿病や高血圧で通院中の患者さんは、その担当医に「腎臓病を治せるか否か」を確かめる必要があります。「大丈夫」と言ってくれるならいいですが、はっきりと返答しないようなら、主治医を変えることを考えなくてはなりません。

また、糖尿病や血圧、肥満などに関しては、医師に頼るだけでなく、セルフチェックの習慣を持ちましょう。

体重や血圧はもちろん、今は、簡単に血糖値を自己測定できる機器もありますから（170ページ参照）、それらを活用して、変化をチェックし記録しましょう。そうした記録を持参すれば、医師との面談のときにも役立ちます。

第4条 血圧をコントロールする

これまでも述べてきたように、**高血圧は慢性腎臓病の大きな原因であり、一方で、慢性腎臓病になると異常なレベルで血圧が上がります。**つまり、腎臓と血圧は切っても切れない関係にあり、**普段からの血圧管理は必須**です。

左に、高血圧治療のガイドラインを示しました。

単純に**「高血圧」と診断されるのは、「診察室血圧（病院で測ったときの血圧）」で上の血圧（収縮期血圧）が140以上、下の血圧（拡張期血圧）が90以上のいずれか、あるいは両方があてはまったとき**です。

正常血圧は、上が120未満、下が80未満です。高血圧と正常血圧の間の場合は高値血圧、正常高値血圧と細かく分けられています。

リラックスして測定できる「家庭血圧」の場合、診察室血圧と比べ、それぞれ5低く

■高血圧治療ガイドライン（日本高血圧学会、2019）

分類	診察室血圧（mmHg）			家庭血圧（mmHg）		
	収縮期血圧		拡張期血圧	収縮期血圧		拡張期血圧
正常血圧	＜120	かつ	＜80	＜115	かつ	＜75
正常高値血圧	120－129	かつ	＜80	115－124	かつ	＜75
高値血圧	130－139	かつ／または	80－89	125－134	かつ／または	75－84
Ⅰ度高血圧	140－159	かつ／または	90－99	135－144	かつ／または	85－89
Ⅱ度高血圧	160－179	かつ／または	100－109	145－159	かつ／または	90－99
Ⅲ度高血圧	≧180	かつ／または	≧110	≧160	かつ／または	≧100
（孤立性）収縮期高血圧	≧140	かつ	＜90	≧135	かつ	＜85

設定されています。

いずれにしても、慢性腎臓病や糖尿病があれば、血圧について厳しく考える必要があります。**慢性腎臓病の発症や進行を抑えるためには、診察室血圧で上が130未満かつ下が80未満、家庭血圧なら上が125未満かつ下が75未満にコントロールする**という目標値が示されています。

そして、第2章でも述べたように、高血圧症の前段階である「高値血圧（上の血圧が120〜139、下の血圧が80〜89）」レベルでも、慢性腎臓病の発症リスクが上がることがわかっています。

とくに、**上の血圧が発症リスクに強く関わっているようなので、家庭血圧で上は115未満に、下は75未満にコントロールする**必要があります。

大事なのは、ときどき測定する診察室血圧ではなく、毎日の家庭血圧です。働き盛りの世代の健康管理を考えたら、家庭での血圧測定は必須です。

毎朝、起きてトイレを済ませたら、食事前にリラックスして測定しましょう。血圧計は、上腕で測るタイプのものが正確です。手首などで測る簡易な器機は避けましょう。

第5条 血糖値をコントロールする

糖尿病の患者さんにとって、最も怖いのが合併症の腎症です。だから、すでに糖尿病と診断されているなら、血糖値コントロールに加えて腎臓の状態を丁寧にチェックしていくことが求められます。

もっとも、糖尿病性腎症がまだ第1〜2期（123ページ表参照）に留まっている場合は、厳格な血糖値コントロールによりその進行を抑える効果があることがわかっているので、どういう状態であっても、血糖値コントロールは当然行うべきです。そして血圧は、必要によっては薬を服用してでも目標値をキープしましょう。

もちろん、**糖尿病になっていない人でも、血糖値コントロールはとても重要**です。それによって糖尿病の予防ができるし、糖尿病に罹《かか》らないようにする、すなわち腎臓を守ることにつながるからです。

血糖値は、食事内容などによって絶えず変化しますから、たびたび自己測定するのが

■FreeStyleリブレ

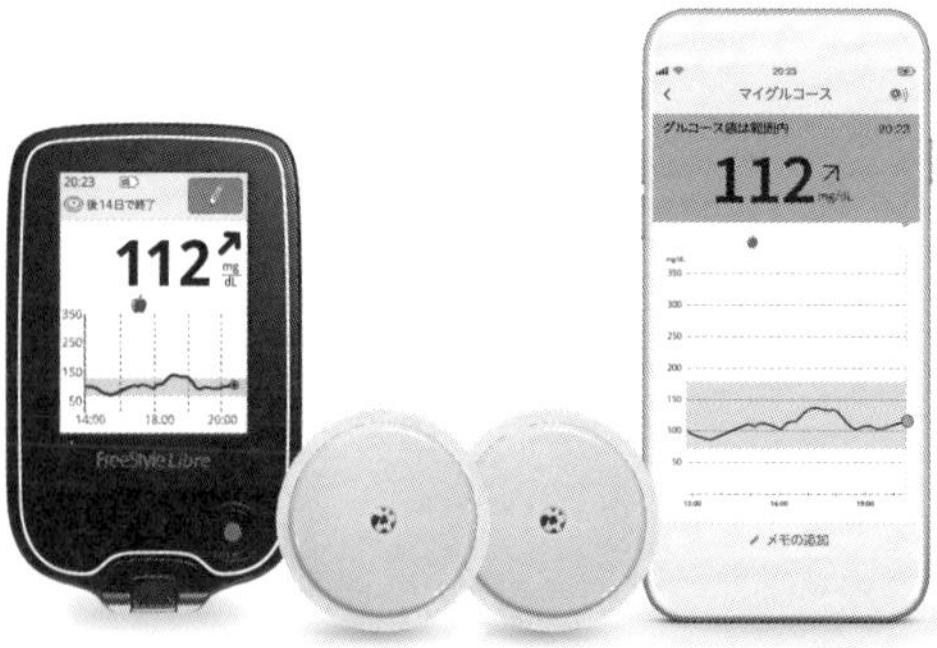

FreeStyleリブレLink(右)、FreeStyleリブレ センサー(中央)、FreeStyleリブレ Reader(左)
アボットジャパン合同会社 提供

理想です。現在は**「FreeStyleリブレ」**という優れた自己測定機器があります。**最近では、従来のリーダーに加えて、スマートフォン用のアプリ「FreeStyleリブレLink」(https://www.myfreestyle.jp/)の提供が始まりました。スマートフォンで測定値を管理することができるようになり、格段に利便性が高まりました。**これを使えば、「さっき○○を食べたから上がったんだ」などということがすぐにわかるので、血糖値コントロールがしやすくなります。

健康診断の結果については、空腹時血糖値よりもヘモグロビンA1c値を重視してください。空腹時血糖値は測定日前日の食事内容で変動しますが、ヘモグロビンA1cは最近1~2カ月の血糖値の推移を表しているので、あなたの状態をより正確に反映しています。

■中国の新型コロナウイルス感染症患者7337人における死亡率

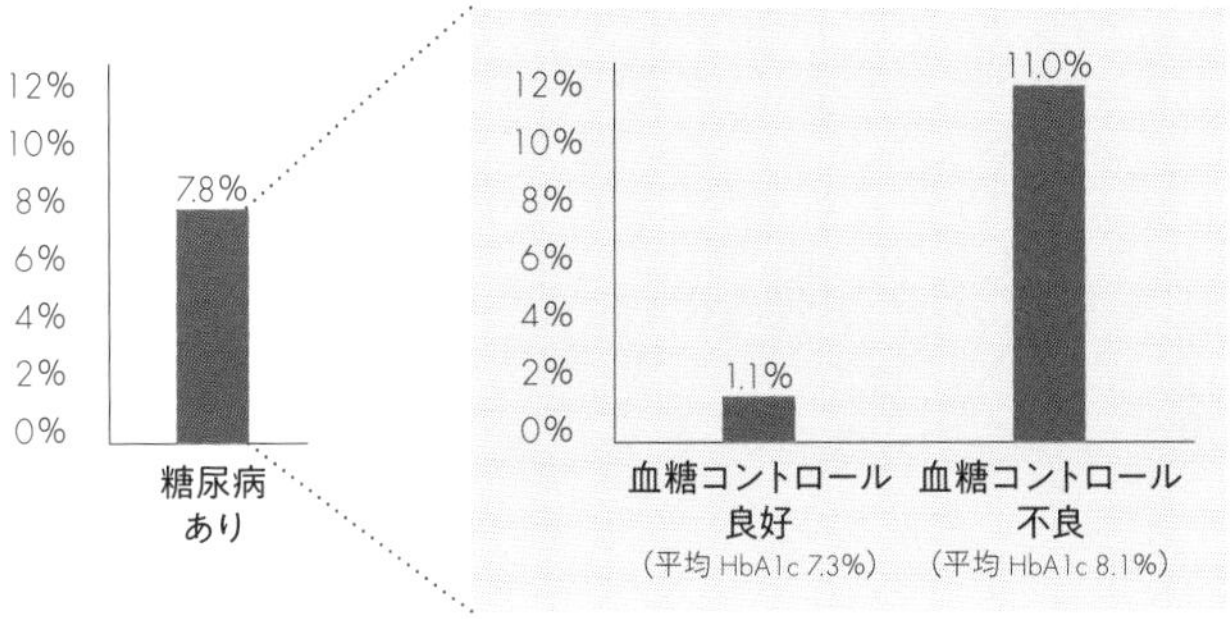

Zhu et al., Cell Metabolism（2020）31：1068-1077

正常値は、医療機関などで多少の開きはありますが、**糖尿病でない人はヘモグロビンA1cが6・0未満に収まっていればOK**です。

糖尿病の患者さんが腎症をはじめとしたさまざまな合併症を防ぐためには、ヘモグロビンA1c値を7・0未満にコントロールすべきという指針が出ています。ただ、高齢者に厳しい血糖値コントロールを求めると低血糖が起きやすく、それがボケの原因となるため、75歳以上であれば8・0未満に収めれば十分だというのが糖尿病学会の方針で、欧米もほぼ同様です。

しかしながら、新型コロナウイルスの感染が広まった現在、その基準は少し見直すべきだと、私としては考えています。

２０２０年10月27日に日本糖尿病協会が刊行

した『今、糖尿病とともに生きる人へ』という会報誌に、「Cell Metabolism（2020;31:1068-1077）」に発表された最新の中国の報告が掲載されています。

ここに書かれている新型コロナウイルス感染症の患者さんの死亡率がショッキングなもので、糖尿病患者のうち、「血糖コントロール良好」（平均ヘモグロビンA1c7・3％）の人たちの死亡率が1・1％なのに対し、「血糖コントロール不良」（平均ヘモグロビンA1c8・1％）だと、死亡率はなんと11・0％に跳《は》ね上がっています。

つまり、**血糖値のコントロールが悪く、ヘモグロビンA1c値が8を超えると、新型コロナウイルスで死ぬ確率が10倍に上がる**のです。

私はこの結果をお見せして、今まではヘモグロビンA1c値が8を超えていても「よし」としていた高齢の患者さんにも、「少なくとも新型コロナウイルス感染症が収まるまでは、薬を飲んでヘモグロビンA1cを下げませんか」とお話ししています。

中国人のケースを、そのまま日本人にあてはめることはできないでしょう。しかし、血糖値のコントロールが悪いと死亡率が高くなるのは日本でも同じでしょう。

血糖値のコントロールが悪くて命を落としてしまうなんて、とてももったいないと思いませんか。世の中の状況が変われば、それに応じて治療法も速やかに変えていかなければならないと私は考えています。

第6条 体重管理してメタボを脱却する

83ページで紹介した図を再掲しましょう。

■働き盛り世代が陥る病気の連鎖

高血圧症　　糖尿病

↓

（慢性）腎臓病

↓

心腎連関

↓

心筋梗塞
脳卒中
心不全
がん

慢性腎臓病が心腎連関を起こし、さらには、命に関わるあらゆる病気へと結びついていくのでしたね。

その**慢性腎臓病の大きなきっかけに、高血圧症と糖尿病**がありました。そして、**高血圧症も糖尿病も肥満者に圧倒的に多い**のです。

実際に、男性で80キロ、女性で60キロくらいになると、高血圧症も糖尿病もとたんに増えてきます。**太ることによる免疫反応の異常によって、脂肪細胞がサイトカインなどの物質を出**

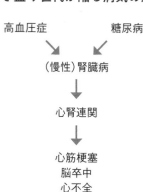

し、さまざまな病気に罹りやすくなるのです。

メタボリック症候群は、ウエスト周囲径が男性85センチ、女性90センチ以上で、かつ血圧・血糖・脂質の3つのうち2つ以上が基準値から外れた状態を指しますが、**これらの要素を多く持っているほど慢性腎臓病の発症率が高い**ことがわかっています。

また、肥満者は透析を必要とするような末期腎不全に陥《おちい》る率が高く、BMIが30〜34・9で3・6倍、35〜39・9で6倍、40以上なら7倍に上昇します。

逆に、**体重を減らせば、高血圧が改善され、慢性腎臓病のリスクも低くなります**。さらに、慢性腎臓病と深い関わりを持つ心疾患なども遠ざけることができます。

このように、肥満はただの見た目の問題で片づけることのできない、重要なファクターなのです。

ただ、ひどい肥満者がやせるというのはなかなか大変。私の治療経験からすると、男性で100キロ、女性で80キロを超えるような肥満者は、相当な努力を要します。

というのも、こうした人たちのほとんどは糖質依存症（糖質中毒）に陥っており、ご飯やパン、お菓子などをやめることができないからです。そのため、やせる薬（マジンドール：商品名サノレックス）を使うか、手術をする必要があるかもしれません。

実際に、重度の肥満者が多いアメリカでは、胃を小さくする「バリアトリック」という手術が頻繁に行われています。２０１８年に行われた研究では、この治療を受けると慢性腎臓病のリスクが50％以上軽減される、すでに腎機能が落ちている人の尿アルブミン値が改善する、といった報告がなされています。

第7条 塩分摂取量を減らす

日本人の塩分摂取量は韓国に次いで多く、1日平均で男性が11グラム、女性が10グラムです。これでも減ってきており、以前は15グラムくらい摂っていました。しかし、WHO（世界保健機関）が推奨する5グラム以下と比較すれば、まだまだ「減塩」が必要です。

腎臓は、体液における塩分量の調整も行っています。塩分を摂りすぎると、腎臓は血液中の塩分濃度を保つために体液量（＝水分量）を増やして薄めるように働きます。すると、血圧が上がって腎臓を悪くしてしまうのです。

世界中で行われているさまざまな研究から、**1日の塩分摂取量が6グラムを超えると高血圧になる一方で、1日3グラム以下の人に高血圧はまれ**であることがわかっています。加えて、**1日3グラム以下という塩分制限を4週間以上続ければ、高血圧の人も正**

常値の人も、血圧が3・6〜5・6低下するという報告もなされています。

高血圧があっても、1日5・2グラムまでの減塩を30カ月継続すれば、40％の患者さんが降圧剤の服用をやめることができたという報告もあります。この傾向は、とくに高齢者ほど強くなるようです

もともと**日本人は、「食塩感受性」が高い傾向**にあり、少しの塩分でも高血圧になりやすい体質です。とにかく塩分量を減らしましょう。

漬物やラーメンのスープなどに気をつけることはもちろん、案外見落としがちなのが加工品です。コンビニ弁当やスーパーの惣菜、練《ね》り物などには、保存性を高める目的もあって、かなりの塩分が含まれています。

日常的にこうした加工品を食べていると、それによって塩分の過剰摂取に陥るだけでなく、舌が麻痺《まひ》して「塩辛い」と気づくことができなくなります。思い切って薄味にシフトし、舌の感覚を蘇《よみがえ》らせていきましょう。

第8条 タンパク質は食事からで十分

厚生労働省が推奨している1日のタンパク質摂取量は、男性で65グラム、女性は50グラムです。男性の場合でも、65歳以上になると60グラムに減ります。日本人よりもはるかに体の大きい人が多いアメリカでも、60グラムが適正とされています。

146ページ以降で説明したように、**タンパク質は積極的に補充する必要はありません。腎臓のことを考えたら控えめくらいでいい**のです。

実際に、慢性腎臓病の治療現場ではタンパク質制限が行われています。患者さんの**1日のタンパク質摂取量を、体重1キログラムにつき0・2グラム減らすと腎臓の機能が29％改善する**という報告があります。

つまり、1日のタンパク質摂取量を、体重60キロの人なら12グラム、50キロの人なら10グラム減らすと、慢性腎臓病の改善に繋がる計算です。

■タンパク質10グラムを含む食品の例

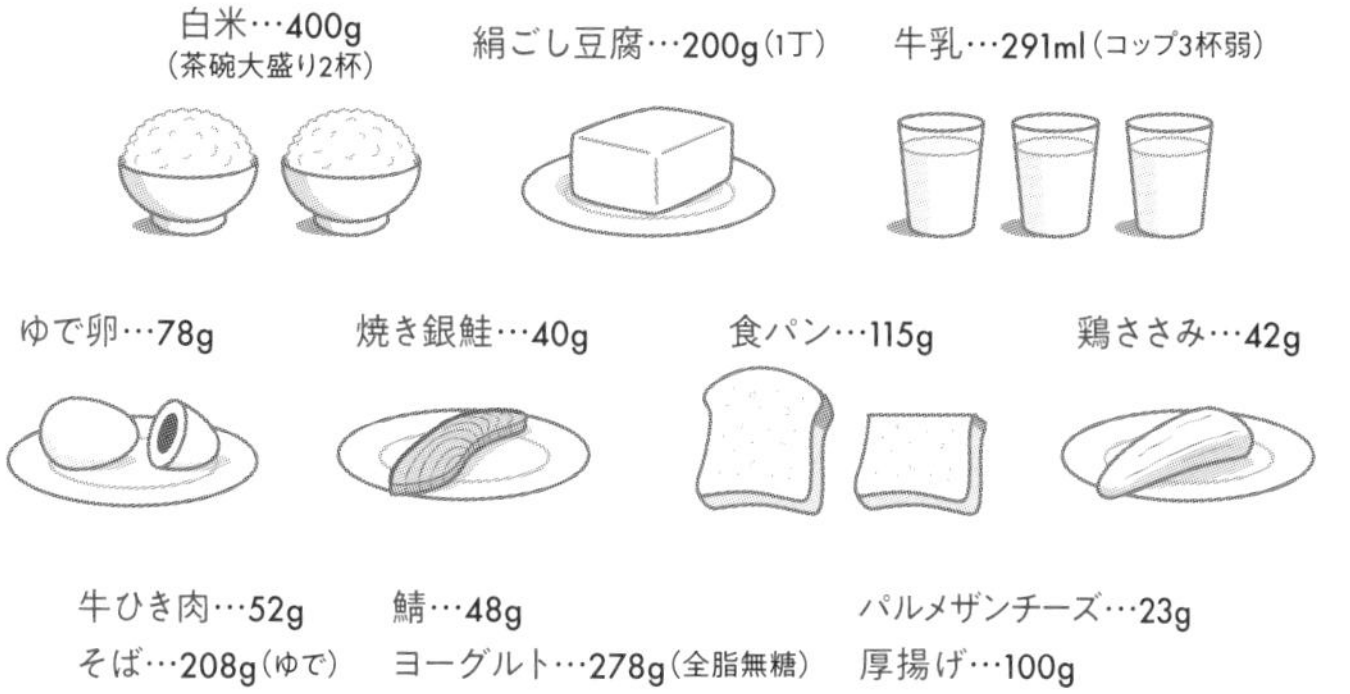

文部科学省「食品成分データベース」ほかより作成

もちろん、まだ慢性腎臓病になっていないのなら、食事から摂るタンパク質について、さほど気にする必要はありません。

というのも、肉や魚などは胃で消化されるまでに4～5時間を要します。だから、多めに食べたところで、急激に大量のアミノ酸が供給されて腎臓に負担をかけるほどのことはありません。

ところが、**パウダーやゼリー状など人工的につくられたプロテインやアミノ酸は話が別。胃からすぐに小腸へ進み、一気に吸収されて血液中に入り込んでしまいます**。

すると、過剰になったアミノ酸を尿素に変えて尿から排泄《はいせつ》しなければならなくなり、腎臓は過酷な労働を強いられます。その結果、**過剰濾過になって腎機能を低下させます**。

果物をジュースにして摂ると、血糖値が急上昇するいわゆる**「血糖値スパイク」**が起きるのと同じで、余計な加工をした食品を多く摂ると健康を損ねる結果になるのです。

だから、こうしたものは初めから摂らないほうがいいわけです。

それでも、どうしても納得できずに、プロテイン摂取をやめられないという人は、最低でも1年ごと、できれば半年ごとに、尿アルブミン値とeGFRを調べてください（検査については第5章参照）。そして、ちょっとでも異常値が出たら、すぐにプロテインをやめて腎臓内科医を受診してください。

腎臓病は自覚症状がないので、検査しないでいると、どんどん悪化します。手遅れになると人工透析が必要な状態に陥ってしまう恐れがあります。

第９条　ＡＧＥを溜めない

86ページで述べたように、**ＡＧＥという物質は、腎臓のみならず私たちの体を徹底的に老化させます**。慢性腎臓病はもちろん、がん、心筋梗塞《しんきんこうそく》、糖尿病、アルツハイマー病など、あらゆる生活習慣病の原因となります。

ＡＧＥは、日光に当たったり、ストレスを受けたりするなど、いろいろな理由でつくられますが、食べ物が一番大きな原因となります。

ＡＧＥはブドウ糖がタンパク質と結びつくとできるため、そもそも糖質（炭水化物）を摂りすぎれば大量に生まれます。

また、もともとの食品中にも存在し、それを**高温で加熱すると加速度的に増える**ことがわかっています。魚にも肉にも米にも、あらゆる食品にＡＧＥは含まれますが、生の段階では少しです。それを蒸《む》す・茹《ゆ》でる・煮る・焼く・炒める・揚げる……と高温で加熱するほど増えていきます。

つまり、同じ魚のタイなら、焼いて食べるより刺身がおすすめです。同じ豚肉でも、「とんかつ」よりは「とんしゃぶ」のほうがＡＧＥを少なく抑えられます。

とくに、揚げ物はＡＧＥがぐっと多くなりますし、油の酸化も心配です。酸化した油は健康にとって大変な害悪です。

普段から、**生で食べられるものはできるだけ生で食べましょう。火を通すにしても、なるべく高温調理を避けましょう。**

第10条 便秘を侮らない

前述したように、いくつかの疫学研究で、便秘の人は便秘でない人よりも早く腎機能が低下することや、便秘の症状が重い人ほど腎不全に移行するリスクが高まることがわかっています。便秘を侮《あなど》らず、毎日、快便を心がけましょう。

また、腸内環境の悪化は、大腸がんの直接的な要因となります。大腸がんは男女ともに激増していて、とくに女性では部位別がんの死亡率１位です。男性でも、肺がん、胃がんに次ぐ死亡率となっています。

そういう意味でも、腸内環境はとても重要です。

女性に多い便秘ですが、中年といわれる年代になってくると、男性にも便秘を訴える人が増えてきます。やはり、腸内環境も年齢とともに劣化していくのです。

腸内環境を整え、便秘を解消するには食べ物が大事です。

野菜や、海藻、キノコなどに含まれる食物繊維《せんい》は、腸内細菌のエサとなって腸内環境を整えてくれます。

厚生労働省は、1日に350グラムの野菜を摂取するよう推奨しています。**野菜には食物繊維はもちろんのこと、「ファイトケミカル」という強力な抗酸化物質が含まれ、健康維持に大いに寄与《きよ》してくれます**。

しかし、働き盛りの世代で1日に350グラムの野菜を食べている人は少ないはず。一度、350グラムとはどのくらいなのか実際に測ってみるのもいいでしょう。

ただ、野菜にはカリウムが多く含まれており、その排泄は腎臓が行います。すでに慢性腎臓病に罹っている人は、野菜の多食には注意が必要です。

デスクワークの方でも座りっぱなしで仕事をせず、こまめに体を動かしたり、一駅分歩いたりと、日常における運動量を増やしましょう。これも便秘解消に役立ちます。「たかだか便秘」と考えず、自分なりの解消法を見出してください。

第11条 タバコは絶対にやめる

タバコを吸うと、血液中に有毒物質であるニコチンが溶け込みます。その**ニコチンを解毒するのは腎臓の役割**です。すなわち**喫煙は、腎臓にとても大きな負担をかける悪しき習慣**なのです。

タバコと慢性腎臓病の関係については、世界中でいろいろな研究がなされています。たとえば、腎臓の機能を反映している**尿アルブミン値は、吸っているタバコの本数に比例して悪化していく**という報告があります。

スウェーデンの研究では、1日20本以上のタバコを40年以上も吸っていたような人は、タバコを吸わない人に比べて腎臓病のリスクが高くなることがわかっています。しかも、**喫煙をやめても同様のリスクを長く抱え続ける**ことが証明されています。

その一方で、禁煙すると慢性腎臓病の進行が抑えられ、透析を必要とするような重症になるのを防ぐ効果が期待できることもわかってきました。

これらを総合して考えると、タバコの害は禁煙後も長く続くものの、吸い続けるより、すぐにやめたほうが腎臓にははるかにいい影響を及ぼす、といえるでしょう。

タバコには発がん性があり、動脈硬化も進行させます。慢性腎臓病も含め、総合的に体を悪くしていく最大の原因といえます。**100歳までの健康を考えたら、タバコは今すぐやめるべき**です。

もっとも、たいていの喫煙者は「禁煙したい」と思っているのです。思ってはいるものの、ニコチン依存であるがゆえにできないわけです。

本気で禁煙を考えるなら、禁煙外来を受診してニコチンの中毒から脱するという意識が必要です。今は「チャンピックス」という薬があり、これを飲むとタバコが吸いたくなくなり、楽に禁煙できます。

第12条 水分を摂る

慢性腎臓病の重症度は、ステージに分けて考えられます（詳しくは162ページ参照）。

そのうち、ステージ3以降になると、水分の摂り過ぎが血圧を上げ、腎機能を悪化させるようになります。

しかし、もっと**軽症の段階にいる人や、ましてや、まだ慢性腎臓病になっていない人ならば、水分は積極的に摂る必要があります。**

実際に、日本腎臓学会では、1日3リットル以上の水分摂取をすすめています。

「尿を体外に出すのは腎臓の役目なのに、水をそんなに摂って大丈夫なの？」と不安に思うかもしれませんが、むしろ、たくさん摂ったほうがいいのです。

というのも、**私たちは尿や汗として1日に約2・5リットルの水分を排出しており、**

それに応じた水分を摂取しないと、かえって腎臓を悪くするからです。

まず、体内の水分が少ないと、尿の出も悪くなり毒素が体に溜まります。毒素が溜まれば、それだけ腎臓の負担が大きくなります。

それに、水分が不足すれば血液がドロドロになって血栓《けっせん》ができやすくなります。便の水分も減って便秘になります。便秘が腎機能を落とすのは前述した通りです。

だから、水分摂取はとても大事なのです。

ちなみに、日本腎臓学会が推奨する「1日3リットル以上」には、食事やお茶などの水分も含まれます。そうしたものが約1リットルくらいあると考えて、残り**2リットルをミネラルウォーターで補給する**といいでしょう。

第13条 「適度な」運動をする

かつては「腎臓病には安静第一」といわれ、患者さんの運動が制限されました。健康な人でも、ハードな運動をすれば尿にタンパクが出ることがあります。そうしたことから、腎臓病の患者さんにとって運動は禁忌《タブー》と考えられていたのです。

一方で、東北大学大学院で教授を務める上月正博氏は、「適度な運動は、かえってタンパク尿が抑えられ、腎臓に良い」という画期的な研究報告を早くから行っていました。運動するとタンパク尿が出るというのは一時的なもので、長期的に見れば腎機能が改善するということなのですが、当時の日本では、なかなか受け入れられなかったようです。

それでも少しずつ流れが変わり、**世界のあちこちで「実は慢性腎臓病患者は、ほどほどに運動をしたほうがいい」という報告が上がってくるようになりました。**

■スクワットなど運動を実践しよう

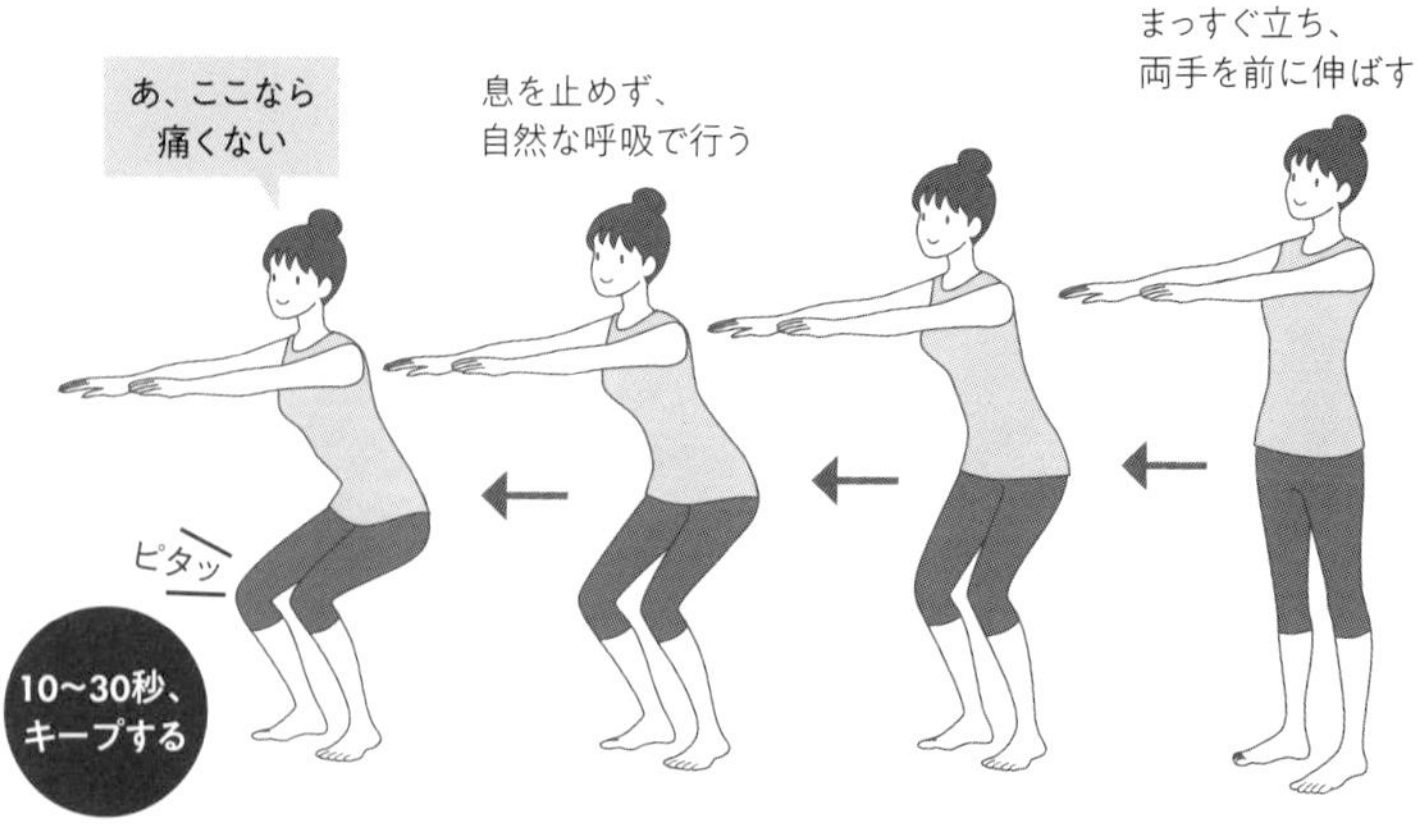
まっすぐ立ち、
両手を前に伸ばす
息を止めず、
自然な呼吸で行う
あ、ここなら
痛くない
ピタッ
10〜30秒、
キープする

たとえば台湾で、6000人を超える透析前段階の慢性腎臓病の患者さんを対象に10年間にわたる追跡調査が行われたことがあります。その結果、ウォーキングをしていた人たちは、しなかった人たちに比べ、透析への移行が平均して2年間先送りされ、死亡率も35％低下したことがわかりました。

またブラジルでも、2013年に興味深い研究が行われました。そこでは、肥満を伴う透析前段階の慢性腎臓病の患者さんを2つのグループに分け、一方に週に3回30分の運動をしてもらいました。すると、運動をしたグループは有意に腎機能が改善したのに対し、しなかったグループの腎機能は低下しました。

こうしたことから、現在は慢性腎臓病の患者さんに対し、適度な運動が推奨されるのが世界的トレンドとなっています。

日本国内でも、ようやくガイドラインの見直しが行われ、慢性腎臓病の患者さんの運動制限が外されていきました。２０１８年には、糖尿病腎症ステージ４であっても「運動可」となっています。

今のあなたが慢性腎臓病であるかないかにかかわらず、普段の生活に運動を取り入れましょう。20分以上のウォーキングや自転車こぎなどの有酸素運動を週に３～５回行うか、すきま時間を使ってのスクワットや片足立ちもいいでしょう。

いずれにしても、無理せず続けられるものがベストです。

第14条 体を冷やさない

寒い時期になると血圧が上がることはよく知られています。寒さを感じることで交感神経が優位になり、血管がきゅっと収縮するからです。血圧が上がると腎臓によくないのはこれまで述べてきた通りです。

また、血管が収縮すると血流が悪くなります。とくに、腎臓の血管は細いために新鮮な血液が回りにくくなり、腎機能が低下します。

つまり、**腎臓のことを考えたら、体は冷やさないほうがいい**のです。

冬場は、薄着を避けて体の保温に努めましょう。寒い戸外で長時間にわたるスポーツ観戦などをすると体が芯《しん》から冷えてしまうので、十分に温かくして出かけましょう。

夏場でも、現代社会には体を冷やす要素がたくさんあります。

その代表格がエアコン。熱中症は怖いですが、エアコンは極端に低い温度に設定せず、ときどき外気を入れるなどして、部屋の空気が冷えすぎないようにしましょう。

冷たい飲み物にも注意が必要です。前述したように、1日に2リットルくらいの水を飲むことが推奨されますが、常温のミネラルウォーターが最適です。


ところで、入浴についてはどうでしょう。

働き盛りの世代は問題ないでしょうが、**75歳を超えた高齢者は、冬場はなるべく入浴せずにシャワーだけで済ませたほうがいい**、と私は考えています。

２０１９年の東京消防庁の報告では、浴槽内で溺《おぼ》れる事故がなんと５２０件も発生しており、そのほとんどが高齢者です。このうち、約半数が死亡しています。

冬場の浴室内での高齢者の死亡は、冷えた体が急に温まって脳卒中《のうそっちゅう》や心筋梗塞を起こすことが原因だと多くの人は考えていると思います。しかし、それは違います。

東京消防庁の報告を精査すると、救急隊が到着したとき、心肺停止状態だった事例の92％が浴槽内で、71％が溺死でした（平成12年度入浴事故防止対策調査研究委員会報告書）。

そして、従来考えられていた心臓病や脳内出血の可能性は、多くの場合「否定的だった」と結論づけられています。また、溺死の原因は、体温上昇や低血圧のために意識障害が起きて浴槽から出られなくなり、さらに体温が上がり熱中症になって死亡したものと推測されています。

なお、欧米ではあまり入浴習慣がなく、シャワーが主であるため、浴室内の死亡事故はほとんどありません。

腎臓のために体を冷やさず温かく保つことは大事ですが、その方法を必ずしも入浴に求めなくてもいいのではないでしょうか。

第15条 意識的に休息する

台湾で、慢性腎臓病と睡眠の関係について興味深い大規模研究が行われました。

１９９６年から２０１４年にかけて、20歳以上の慢性腎臓病ではない19万４０３９人を調べたところ、**慢性腎臓病の発症率は、６～８時間の睡眠をとっている人たちが最も低い**ことがわかったそうです。

この結果が示すのは、腎臓を大事にしたいなら睡眠は短すぎても長すぎてもいけない、ということです。

睡眠時間が短ければ、十分な休息をとれていないと考えられます。長すぎるのは、睡眠障害があり、横になっている時間の割には休息が足りていないのかもしれません。

これまで何度も述べてきているように、腎臓は、疲れていてもよほどのことがない限り文句を言いません。だから、こちらが先取りして休息を与える必要があります。そのいちばんの要素が睡眠なのです。

働き盛りの世代は、どうしても無理をしがちです。**仕事で結果を出すためなら、睡眠時間を削って対応しようとします。しかし、それは最悪のチョイス**だと気づいてください。

睡眠による疲労回復ができずにいれば、体は慢性的な炎症に晒《さら》されます。慢性の炎症は腎臓病をはじめ、あらゆる病気の原因となります。

また、睡眠が足りなければ、ストレスも解消できません。ストレスは血圧を上げ、血流を悪くし、やはり腎臓に負担をかけます。

「休むのも仕事のうち」と考え、意識的に休息をとりましょう。

第16条 医療の副作用に注意する

第3章でも触れたように、CTやMRIといった画像検査、心臓のカテーテル治療などで使われる造影剤によって、「造影剤腎症」を起こすケースが見られます。

造影剤にはリスクとベネフィットがあるため、医療機関が患者さんの承諾なしに用いることはできません。必ず説明がなされ、患者さんが承諾書にサインすることが義務づけられています。

もし、あなたに慢性腎臓病があるか、腎臓が心配なら、サインする前に主治医に相談しましょう。

また、ロキソニンやボルタレンなど「NSAIDs《エヌセイズ》」と呼ばれる解熱鎮痛薬（141ページ参照）を長期に服用するのはやめましょう。目安としては、せいぜい7日服用に留めてください。

どうしても長期にわたって解熱鎮痛薬が必要なら、子どもによく処方される「カロナール」か、比較的新しい「トラムセット配合錠」や「リリカ」という腎臓を悪くしない薬を処方してもらうように担当医にリクエストしてください。

なお、ロキソニンやボルタレンも、貼り薬や塗り薬として使う分には腎臓に害は出ませんので、飲み薬よりそちらを優先するといいでしょう。

そのほか、高血圧の薬に注意が必要なのも第3章で述べた通りです。

もちろん、病気を治すために必要な薬について、「腎臓のために飲まない」というのは本末転倒《ほんまつてんとう》です。しかし、むやみやたらに飲まず、腎臓への影響を考える姿勢は大事です。

よく、**いろいろな症状を訴えては、あちこちの診療科から大量の薬をもらって飲んでいる高齢者がいます。それらの薬も、最後は全部、腎臓が解毒しているの**です。そうした体の仕組みに敏感でいましょう。

第17条　科学的に生きる

ここ数年、「detoxification（解毒）」を略して「デトックス」という言葉が一般的に使われるようになりました。デトックスは、美容や健康への関心が高い（けれどもよくわかっていない）人たちの間でもてはやされています。

しかし、**たいていは「あえてやる必要のないこと」**です。

これまでも述べてきたように、解毒は排便や発汗によってなされるのではありません。老廃物や毒素は、腎臓の濾過機能によって尿に出されるのです。

ちまたに溢《あふ》れているデトックス商品やサービスの多くは、便や汗を「気持ちよく出す」ことに主眼を置いています。たしかに、気持ちよく出すのはいいことですが、それで解毒ができていると思ってはいけません。

たとえば、「コーヒー浣腸《かんちょう》」は、浣腸として便を出すにはいいでしょう。しかし、排便と解毒はまったく別物。便を出したから毒も出せているわけではありません。

発汗を促《うなが》すデトックスもしかりです。「ホットヨガ」や「イオンフットバス」など、汗をかけば肌もつるつるになった気がします。しかし、血液中に溜め込まれた毒素は簡単に毛穴からは出てくれません。発汗と解毒は違うのです。

もっと科学的に生きましょう。

イメージに踊らされず、本質を見抜いたうえでの健康法を手にしましょう。

あなたが大切にしなければならない健康維持のためのツールは、外に存在するのではありません。あなたの**体の中にある腎臓という臓器こそ、最重要のツール**なのです。

第5章

早期発見と最適治療で必ず治す

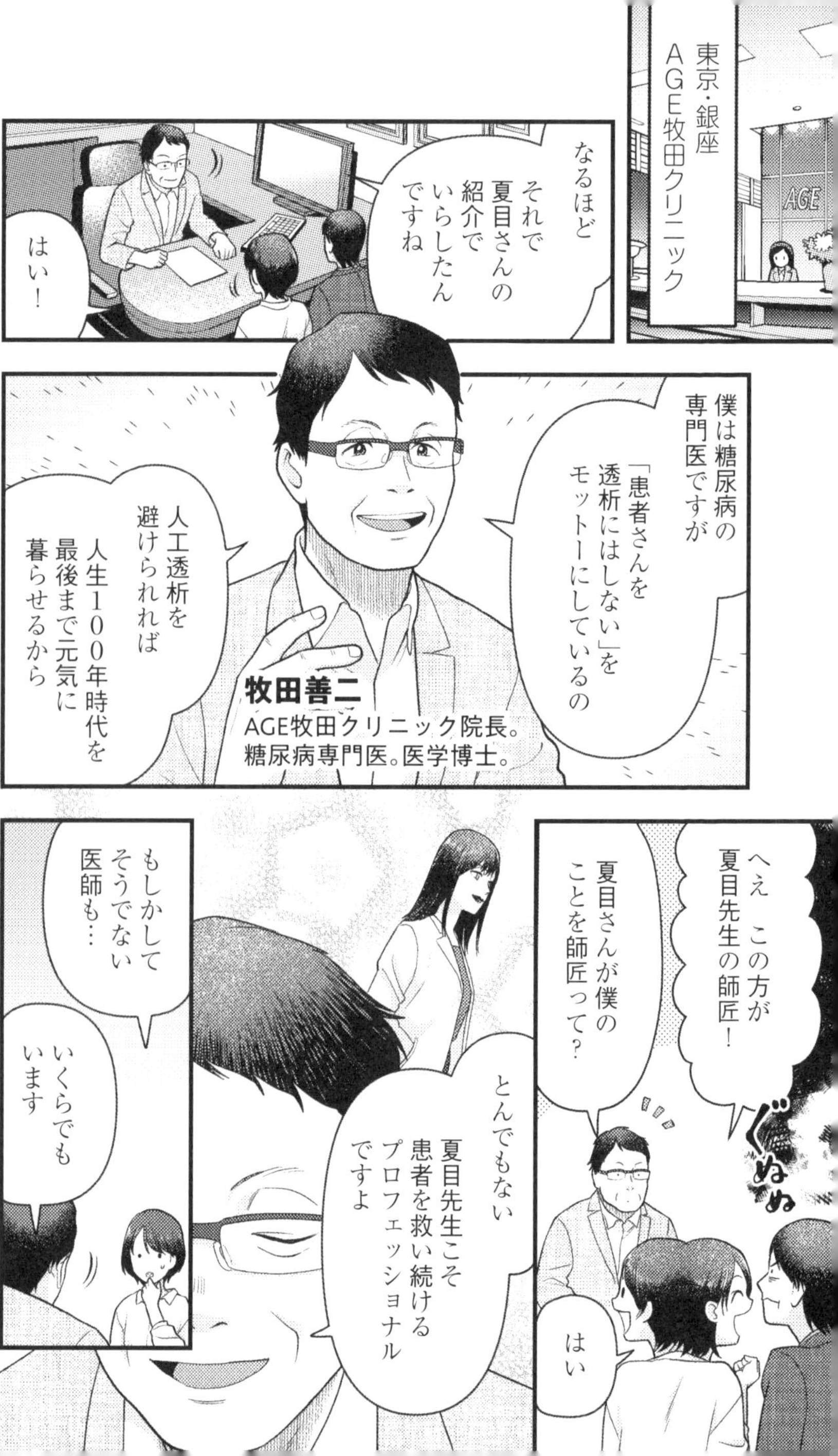
東京・銀座
AGE牧田クリニック
それで夏目さんの紹介でいらしたんですね
なるほど
はい！
僕は糖尿病の専門医ですが
「患者さんを透析にはしない」をモットーにしているの
人工透析を避けられれば人生100年時代を最後まで元気に暮らせるから
牧田善二
AGE牧田クリニック院長。糖尿病専門医。医学博士。
へえ この方が夏目先生の師匠！
ぐぬぬ
夏目さんが僕のことを師匠って？
はい
とんでもない 夏目先生こそ患者を救い続けるプロフェッショナルですよ
もしかしてそうでない医師も…
いくらでもいます

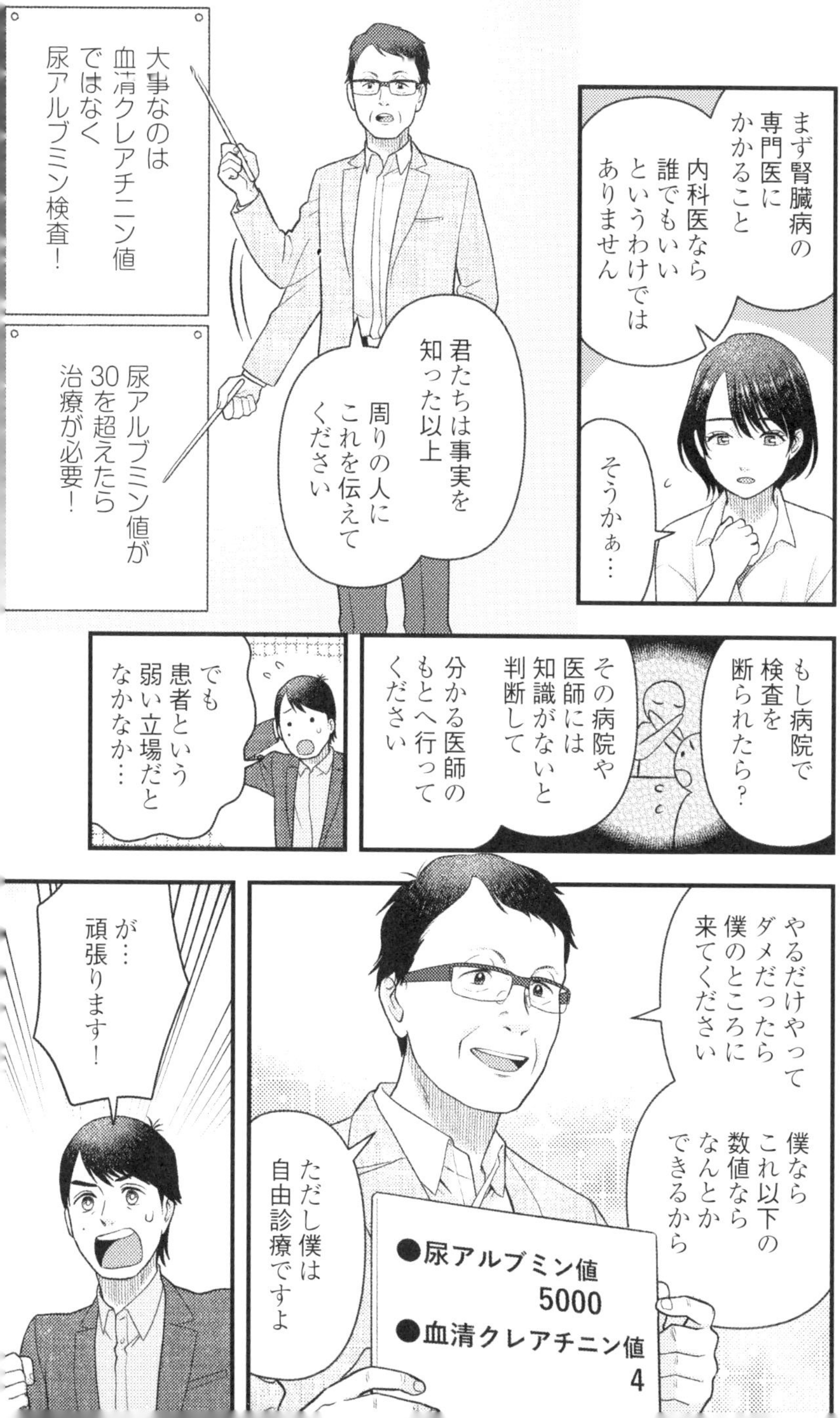
まず腎臓病の専門医にかかること
内科医なら誰でもいいというわけではありません
そうかぁ…
君たちは事実を知った以上
周りの人にこれを伝えてください
大事なのは血清クレアチニン値ではなく尿アルブミン検査！
尿アルブミン値が30を超えたら治療が必要！
もし病院で検査を断られたら？
その病院や医師には知識がないと判断して
分かる医師のもとへ行ってください
でも患者という弱い立場だとなかなか…
やるだけやってダメだったら僕のところに来てください
僕ならこれ以下の数値ならなんとかできるから
●尿アルブミン値 5000
●血清クレアチニン値 4
ただし僕は自由診療ですよ
が…頑張ります！

生命維持に不可欠な腎臓の7つの役割

本書では、今、日本人に急速に増加している慢性腎臓病の怖さについて書いてきました。あなたもその予備軍の一人です。真実を知ったからには、今日からぜひ、予防生活をスタートしてください。

最後となる本章では、腎臓を守る「新しい生活」を始めるにあたって、腎臓への理解をいっそう深めていただくために、腎臓に関する基礎知識を総まとめしていきます。

そもそも、腎臓とはどういう臓器なのでしょうか。改めて聞かれると、答えに詰まってしまうのではないでしょうか。

腎臓は、背中側の腰よりも少し上部に、左右に2つ存在します。大人の握りこぶしくらいの大きさで重量は片方約100～150グラムです。肝臓が約1・5キログラムで

■ 腎臓はどこにある？

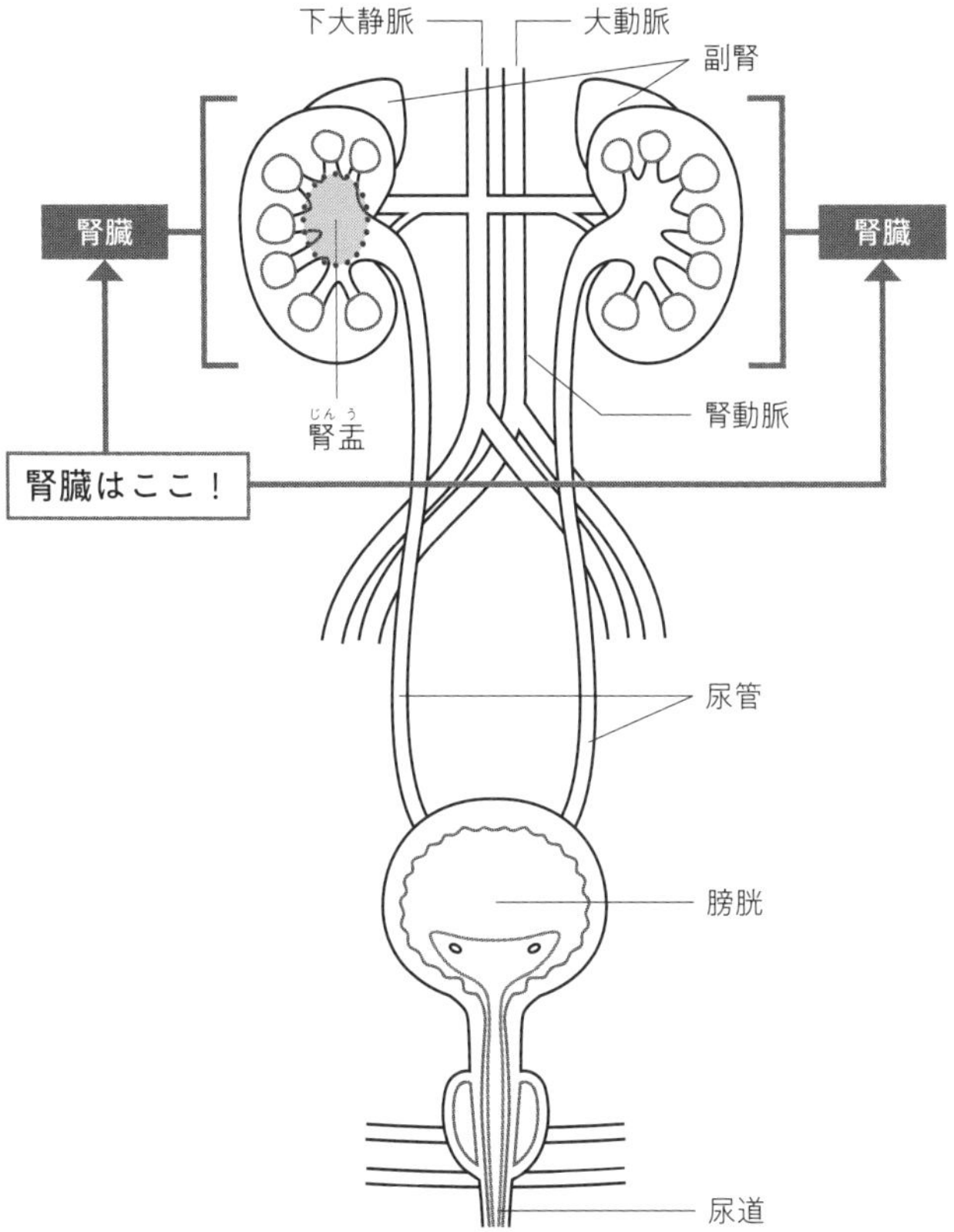

■ 腎臓の機能

1. 老廃物や不要なものを尿から排出する
2. 水分の調節
3. 電解質の調節
4. 体のpHの調整
5. 血圧の調整
6. カルシウムの代謝
7. 赤血球の生成

すから、比較すると小さな臓器だとわかるでしょう。

その小さな腎臓が、あなたの健康を維持するために奮闘してくれているのです。


有毒物質の解毒に関しては、腎臓だけでなく肝臓も関与しています。

ただ、肝臓が解毒するのは、主に食物の中に微量含まれる脂肪性の毒物です。肝臓は脂肪性の毒物を処理して「グルクロン酸抱合」という水溶性の物質に変え、水に溶けやすくします。それを腎臓が濾過《ろか》し、尿として体外に排泄《はいせつ》します。

結局のところ、**いくら肝臓が頑張ってみても、腎臓がダメなら毒を体外に出すことはできません**。

ほかにも、腎臓はいろいろな働きをしており、大きくまとめると次のようになります。

①老廃物や不要なものを尿から排出する

前述したように、私たちが生きていれば、それだけで老廃物が産出されます。また、システムの入力ミスのようなことも起こり、「捨てなければならないもの」も出てきます。それらを絶えず尿の中に排泄するという仕事を腎臓は行っています。

②水分の調節

私たちの体は一定の水分量を必要としており、腎臓は、水分摂取量が多くても少なくても体内の水分量が一定に保たれるように調節しています。

③電解質の調節

体内の塩分濃度、カリウムやカルシウムなどのミネラル濃度が一定となるよう調整しています。たとえば、偏《かたよ》った食事で塩分が多くても、カルシウムが不足していても、腎臓が頑張ってバランスを調えています。

④体のpH調整

私たちの体は、pH７・４という弱アルカリ性に保たれています。酸性の強いものをたくさん食べても、アルカリ性の強いものをたくさん食べても、腎臓が正確にpH７・４に調整しています。

⑤血圧の調整

血圧は健康体の人でも、１日のうちで変化します。それでも適正な範囲があり、腎臓の働きによって高すぎず低すぎずというところで調整されています。慢性腎臓病が進行すると、この働きがひどく害されます。

⑥カルシウムの代謝

骨の健康のためにカルシウムが必須であることはよく知られています。しかし、カルシウムだけを摂っていてもダメで、その吸収のためには活性化ビタミンDが不可欠です。腎臓はビタミンDを活性化する働きがあり、それによってカルシウムを骨に取り込めるようになります。

⑦赤血球の生成

血液成分の1つである赤血球は、体中に酸素を運ぶ重要な役割を担っています。その赤血球をつくるための造血因子エリスロポエチンというホルモンを腎臓が分泌することで赤血球の生成を促進します。

第2章でも述べたように、**腎臓は脳からさまざまな指令を受け取りつつ、心臓や腸など重要器官と関連し合いながら、生命維持に不可欠の働きをしています。**

この腎臓を守るために、医療の最前線ではどんな検査や治療が行われているのか。あなたはなにをすべきなのかについて、次項から説明していきましょう。

慢性腎臓病で最も重要なのは早く気づいて進行させないこと

もともと慢性に経過する腎臓病は、慢性糸球体腎炎、糖尿病腎症、ＩｇＡ腎症……など複雑な病名に分かれていました。

しかし、ある患者さんが腎臓が悪くなった原因について、明確に判断するのは難しい一方で、治療の基本方針自体には変わりがありません。腎臓病の詳しい病名を決めるには多くの場合、危険な**「腎臓生検」**という検査が必要です。これは腎臓の組織の一部を採取し、顕微鏡で観察・診断するものです。

しかし、そんな危険を冒《おか》してまで病名を決める必要はあまりありません。たとえば、糖尿病の合併症によるものであっても、高血圧が引き金になっていたとしても、「腎臓の機能を少しでも維持する」という治療目標やそのための方法は同じだからです。

そうした現状に加え、透析を必要とする患者さんの激増に対してなんとか手を打たねばならないという深刻な背景もあり、**「慢性腎臓病（ＣＫＤ＝chronic kidney disease）」**という疾病《しっぺい》概念としてまとめ、取り組んでいくことになったのです。

慢性腎臓病（ＣＫＤ）の医学的定義は、以下のようになされています。

①尿異常、画像診断、血液、病理で腎障害の存在が明らか（タンパク尿の存在、とくに尿アルブミンの値が重要）であること。
②ＧＦＲ（糸球体濾過量）が60（mL/min/1.73m^2）未満であること。
このいずれかまたは両方が３カ月以上持続すること。

しかし、このような専門的な内容は、一般のみなさんには関係ありませんし、「定義にあてはまったので、あなたは慢性腎臓病ですね」と言われても、なんの解決にもなりません。

大事なことは、慢性腎臓病を進行させないうちに、自分の腎臓の状態を知ることです。

そのために最もいいのは、紹介したように病院で尿アルブミン値を調べてもらうことですが、健康診断の結果表に記された血清クレアチニン値を用いて、すでに触れてきた「eGFR」というだいたいの推定値をつかむこともできます（216ページ参照）。

尿タンパク検査ではダメ
尿アルブミン検査をしよう！

あなたが受けている健康診断でも、尿検査は行っていると思います。

ただ、そこで調べられるのは、尿の中に「血液」「タンパク」「糖」が出ているか否かであって、大事な尿アルブミン値を測ることはまずしていないでしょう。

では、そもそも「アルブミン」と「タンパク」の関係はどうなっているのでしょうか。いったい、どう違うのでしょうか。

実は、アルブミンもタンパク質の一種で、肝臓でつくられています。血液中のタンパク質の60〜70％をアルブミンが占めています。

ただ、健康な人の尿にはほとんど含まれず、日本腎臓学会の示す正常値は、前述の通り30（mg/gCr）未満というものです（検査機関によって正常値は少し変わります）。

ところが、腎臓の濾過機能が落ちてくると、アルブミンが尿に漏《も》れ出てきます。そのため、尿中のアルブミン量を調べることで腎機能が正確にわかるのです。

一方で、血液中にはアルブミン以外のタンパクも存在していて、それらも腎機能が落ちれば尿中に出てきます。あなたが健康診断で受けている尿検査では、その尿に含まれるタンパクの程度によって、ごく大雑把《おおざっぱ》に腎臓の障害の有無を見ているにすぎません。そして検査結果は、漏れ出ているタンパクの量によって「－」「±」「＋」「＋＋（２＋）」などと表示されます。

もし、この検査で「尿にタンパクが出ている（＋）」と指摘され、それが腎機能の低下によるものなら（激しい運動や発熱でも尿にタンパクが出ることがあります）、そのときはすでに尿アルブミン値は３００を超えています。つまり、**尿タンパクが陽性（＋）になったときはかなり腎臓が悪くなっています**。

ですから、尿タンパク検査は、「早期発見に適している」とはとてもいえません。それでも、血清クレアチニンに頼るよりはマシです。血清クレアチニンと比べ、まだ尿タンパクのほうが早期に発見できるからです。

■慢性腎臓病の重症度分類

※色が濃くなるほどリスクが上昇する

指標とする尿検査値				タンパク尿区分		
				A1	A2	A3
原疾患が糖尿病の場合、尿アルブミン(mg/日、あるいはmg/gCr)でタンパク尿区分を判断する				正常	微量アルブミン尿	顕性アルブミン尿
				30未満	30～299	300以上
原疾患が糖尿病以外の場合、尿タンパク(g/日、あるいはg/gCr)でタンパク尿区分を判断する				正常(－)	軽度タンパク尿(±)	高度タンパク尿(＋～)
				0.15未満	0.15～0.49	0.50以上
GFR区分(mL/min/1.73m²)	G1	正常または高値	≧90			
	G2	正常または軽度低下	60～89			
	G3a	軽度～中等度低下	45～59			
	G3b	中等度～高度低下	30～44			
	G4	高度低下	15～29			
	G5	末期腎不全	＜15			

日本腎臓学会編『エビデンスに基づくCKD診療ガイドライン2018』より

前述したように、糖尿病専門医の間では、**「尿アルブミン値３００」は透析を免れない「ポイント・オブ・ノーリターン」**と呼ばれていました。

現在では、この段階でもなんとか治療できます。しかし、「＋＋（２＋）」だと、２年で透析になるケースもあります。

尿に漏れ出たタンパクを見る一般的な尿検査では、慢性腎臓病を早期に見つけるには大雑把すぎてあまり役に立たないということです。

「健康診断の尿検査でタンパクが出ていないから安心だ」と判断するのは早計。何度でも述べますが、尿検査ではアルブミン値を測るのがベストです。

もし、**尿タンパクが陽性（＋）になったらすぐに腎臓専門医を受診し、腎臓病の治療に入ることが大切**です。この段階で適切な治療を受ければ治りますから。

自分で腎臓の状態を確かめる「eGFR」早見表を活用する

繰り返し述べているように、腎臓が心配なら尿アルブミン検査を受けてもらうのが一番ですが、**もう1つの指標が、ざっくりと自分の腎機能を推《お》し量《はか》ることができる「eGFR」**です。

こちらは、健康診断で調べられた血清クレアチニン値がわかれば、自分でも算出できます。血清クレアチニン値だけで判断するのは危険ですが、ある計算式にあてはめることで実態がつかみやすくなるのです。

eGFRは医学用語で「推算糸球体濾過量」といわれ、「e」は「推算」を表しています。先に述べた慢性腎臓病の定義に、「GFR（糸球体濾過量）が60（mL/min/1.73m^2）未満であること」という記述がありましたね。つまり、腎機能は「GFR（糸球体濾過量）」というもので表すことができるのです。

男性eGFR＝194×$Cr^{-1.094}$×年齢（歳）$^{-0.287}$

女性eGFR＝194×$Cr^{-1.094}$×年齢（歳）$^{-0.287}$×0.739

ただし、ＧＦＲを正確に把握するためには、「イヌリンクリアランス」というとても面倒な検査が必要です。これは、専門医でもなかなかできないものです。

そこで、もっと簡易に、だいたいの状態を知る方法として模索されたものこそ、eGFRです。

eGFRは、言ってみれば「推定される腎機能」です。過去の膨大な検査結果の集積から、その計算式が生まれました。

具体的には、血清クレアチニン値に年齢と性別の要素を掛け合わせた、上のような計算式で算出されます。

「うわ、なにこの数字。見ただけでうんざりする！」

あちこちから叫び声が聞こえてきそうです。大丈夫です。この計算式を用いないで済むように、２１８～２１９ページに早見表を載せてあります。

それぞれの数字がどうして出てくるのかなど、いっさい考える必要はありません。覚える必要もありません。先程も述べたように、膨大な検

■ eGFR男女・年齢別早見表

男性用　　G1+2　　G3a　　G3b　　G4　　G5

血清 Cr (mg/dl)	年齢													
	20	25	30	35	40	45	50	55	60	65	70	75	80	85
0.60	143.6	134.7	127.8	122.3	117.7	113.8	110.4	107.4	104.8	102.4	100.2	98.3	96.5	94.8
0.70	121.3	113.8	108.0	103.3	99.4	96.1	93.3	90.7	88.5	86.5	84.7	83.0	81.5	80.1
0.80	104.8	98.3	93.3	89.3	85.9	83.1	80.6	78.4	76.5	74.7	73.2	71.7	70.4	69.2
0.90	92.1	86.4	82.0	78.5	75.5	73.0	70.8	68.9	67.2	65.7	64.3	63.1	61.9	60.8
1.00	82.1	77.0	73.1	69.9	67.3	65.1	63.1	61.4	59.9	58.5	57.3	56.2	55.2	54.2
1.10	74.0	69.4	65.9	63.0	60.6	58.6	56.9	55.3	54.0	52.7	51.6	50.6	49.7	48.8
1.20	67.3	63.1	59.9	57.3	55.1	53.3	51.7	50.3	49.1	48.0	46.9	46.0	45.2	44.4
1.30	61.6	57.8	54.9	52.5	50.5	48.8	47.4	46.1	45.0	43.9	43.0	42.2	41.4	40.7
1.40	56.8	53.3	50.6	48.4	46.6	45.0	43.7	42.5	41.5	40.5	39.7	38.9	38.2	37.5
1.50	52.7	49.4	46.9	44.9	43.2	41.8	40.5	39.4	38.4	37.6	36.8	36.1	35.4	34.8
1.60	49.1	46.1	43.7	41.8	40.2	38.9	37.7	36.7	35.8	35.0	34.3	33.6	33.0	32.4
1.70	46.0	43.1	40.9	39.1	37.7	36.4	35.3	34.4	33.5	32.8	32.1	31.4	30.9	30.3
1.80	43.2	40.5	38.4	36.8	35.4	34.2	33.2	32.3	31.5	30.8	30.1	29.5	29.0	28.5
1.90	40.7	38.2	36.2	34.6	33.3	32.2	31.3	30.4	29.7	29.0	28.4	27.8	27.3	26.9
2.00	38.5	36.1	34.2	32.8	31.5	30.5	29.6	28.8	28.1	27.4	26.8	26.3	25.8	25.4
2.10	36.5	34.2	32.5	31.1	29.9	28.9	28.0	27.3	26.6	26.0	25.5	25.0	24.5	24.1
2.20	34.7	32.5	30.9	29.5	28.4	27.5	26.6	25.9	25.3	24.7	24.2	23.7	23.3	22.9
2.30	33.0	31.0	29.4	28.1	27.1	26.2	25.4	24.7	24.1	23.5	23.0	22.6	22.2	21.8
2.40	31.5	29.6	28.0	26.8	25.8	25.0	24.2	23.6	23.0	22.5	22.0	21.6	21.2	20.8
2.50	30.1	28.3	26.8	25.7	24.7	23.9	23.2	22.5	22.0	21.5	21.0	20.6	20.2	19.9
2.60	28.9	27.1	25.7	24.6	23.7	22.9	22.2	21.6	21.1	20.6	20.2	19.8	19.4	19.1
2.70	27.7	26.0	24.7	23.6	22.7	21.9	21.3	20.7	20.2	19.8	19.3	19.0	18.6	18.3
2.80	26.6	25.0	23.7	22.7	21.8	21.1	20.5	19.9	19.4	19.0	18.6	18.2	17.9	17.6
2.90	25.6	24.0	22.8	21.8	21.0	20.3	19.7	19.2	18.7	18.3	17.9	17.5	17.2	16.9
3.00	24.7	23.2	22.0	21.0	20.2	19.6	19.0	18.5	18.0	17.6	17.2	16.9	16.6	16.3
3.10	23.8	22.3	21.2	20.3	19.5	18.9	18.3	17.8	17.4	17.0	16.6	16.3	16.0	15.7
3.20	23.0	21.6	20.5	19.6	18.9	18.2	17.7	17.2	16.8	16.4	16.1	15.7	15.5	15.2
3.30	22.2	20.9	19.8	18.9	18.2	17.6	17.1	16.6	16.2	15.9	15.5	15.2	14.9	14.7
3.40	21.5	20.2	19.2	18.3	17.6	17.1	16.5	16.1	15.7	15.3	15.0	14.7	14.5	14.2
3.50	20.9	19.6	18.6	17.8	17.1	16.5	16.0	15.6	15.2	14.9	14.6	14.3	14.0	13.8
3.60	20.2	19.0	18.0	17.2	16.6	16.0	15.5	15.1	14.8	14.4	14.1	13.8	13.6	13.3
3.70	19.6	18.4	17.5	16.7	16.1	15.5	15.1	14.7	14.3	14.0	13.7	13.4	13.2	13.0
3.80	19.1	17.9	17.0	16.2	15.6	15.1	14.7	14.3	13.9	13.6	13.3	13.0	12.8	12.6
3.90	18.5	17.4	16.5	15.8	15.2	14.7	14.2	13.9	13.5	13.2	12.9	12.7	12.4	12.2
4.00	18.0	16.9	16.0	15.3	14.8	14.3	13.9	13.5	13.1	12.8	12.6	12.3	12.1	11.9

日本腎臓学会編『CKD診療ガイド2012』東京医学社より

女性用　G1+2　G3a　G3b　G4　G5

血清Cr (mg/dl)	年齢													
	20	25	30	35	40	45	50	55	60	65	70	75	80	85
0.60	106.1	99.5	94.5	90.4	87.0	84.1	81.6	79.4	77.4	75.7	74.1	72.6	71.3	70.0
0.70	89.6	84.1	79.8	76.3	73.5	71.0	68.9	67.1	65.4	63.9	62.6	61.3	60.2	59.2
0.80	77.5	72.7	68.9	66.0	63.5	61.4	59.5	57.9	56.5	55.2	54.1	53.0	52.0	51.1
0.90	68.1	63.9	60.6	58.0	55.8	54.0	52.3	50.9	49.7	48.6	47.5	46.6	45.7	45.0
1.00	60.7	56.9	54.0	51.7	49.7	48.1	46.6	45.4	44.3	43.3	42.4	41.5	40.8	40.1
1.10	54.7	51.3	48.7	46.6	44.8	43.3	42.0	40.9	39.9	39.0	38.2	37.4	36.7	36.1
1.20	49.7	46.6	44.2	42.3	40.7	39.4	38.2	37.2	36.3	35.4	34.7	34.0	33.4	32.8
1.30	45.5	42.7	40.5	38.8	37.3	36.1	35.0	34.1	33.2	32.5	31.8	31.2	30.6	30.1
1.40	42.0	39.4	37.4	35.8	34.4	33.3	32.3	31.4	30.6	29.9	29.3	28.7	28.2	27.7
1.50	38.9	36.5	34.7	33.2	31.9	30.9	29.9	29.1	28.4	27.8	27.2	26.6	26.2	25.7
1.60	36.3	34.0	32.3	30.9	29.7	28.8	27.9	27.1	26.5	25.9	25.3	24.8	24.4	24.0
1.70	34.0	31.9	30.2	28.9	27.8	26.9	26.1	25.4	24.8	24.2	23.7	23.2	22.8	22.4
1.80	31.9	29.9	28.4	27.2	26.1	25.3	24.5	23.9	23.3	22.7	22.3	21.8	21.4	21.1
1.90	30.1	28.2	26.8	25.6	24.6	23.8	23.1	22.5	21.9	21.4	21.0	20.6	20.2	19.8
2.00	28.4	26.7	25.3	24.2	23.3	22.5	21.9	21.3	20.7	20.3	19.8	19.5	19.1	18.8
2.10	26.9	25.3	24.0	23.0	22.1	21.4	20.7	20.2	19.7	19.2	18.8	18.4	18.1	17.8
2.20	25.6	24.0	22.8	21.8	21.0	20.3	19.7	19.2	18.7	18.3	17.9	17.5	17.2	16.9
2.30	24.4	22.9	21.7	20.8	20.0	19.3	18.8	18.2	17.8	17.4	17.0	16.7	16.4	16.1
2.40	23.3	21.8	20.7	19.8	19.1	18.5	17.9	17.4	17.0	16.6	16.3	15.9	15.6	15.4
2.50	22.3	20.9	19.8	19.0	18.3	17.6	17.1	16.7	16.2	15.9	15.5	15.2	15.0	14.7
2.60	21.3	20.0	19.0	18.2	17.5	16.9	16.4	16.0	15.6	15.2	14.9	14.6	14.3	14.1
2.70	20.5	19.2	18.2	17.4	16.8	16.2	15.7	15.3	14.9	14.6	14.3	14.0	13.8	13.5
2.80	19.7	18.5	17.5	16.8	16.1	15.6	15.1	14.7	14.4	14.0	13.7	13.5	13.2	13.0
2.90	18.9	17.8	16.9	16.1	15.5	15.0	14.6	14.2	13.8	13.5	13.2	13.0	12.7	12.5
3.00	18.2	17.1	16.2	15.5	15.0	14.5	14.0	13.6	13.3	13.0	12.7	12.5	12.3	12.0
3.10	17.6	16.5	15.7	15.0	14.4	13.9	13.5	13.2	12.8	12.5	12.3	12.0	11.8	11.6
3.20	17.0	15.9	15.1	14.5	13.9	13.5	13.1	12.7	12.4	12.1	11.9	11.6	11.4	11.2
3.30	16.4	15.4	14.6	14.0	13.5	13.0	12.6	12.3	12.0	11.7	11.5	11.2	11.0	10.9
3.40	15.9	14.9	14.2	13.5	13.0	12.6	12.2	11.9	11.6	11.3	11.1	10.9	10.7	10.5
3.50	15.4	14.5	13.7	13.1	12.6	12.2	11.8	11.5	11.2	11.0	10.8	10.5	10.4	10.2
3.60	14.9	14.0	13.3	12.7	12.2	11.8	11.5	11.2	10.9	10.7	10.4	10.2	10.0	9.9
3.70	14.5	13.6	12.9	12.4	11.9	11.5	11.1	10.8	10.6	10.3	10.1	9.9	9.7	9.6
3.80	14.1	13.2	12.5	12.0	11.5	11.2	10.8	10.5	10.3	10.0	9.8	9.6	9.5	9.3
3.90	13.7	12.8	12.2	11.7	11.2	10.8	10.5	10.2	10.0	9.8	9.6	9.4	9.2	9.0
4.00	13.3	12.5	11.9	11.3	10.9	10.6	10.2	10.0	9.7	9.5	9.3	9.1	8.9	8.8

査結果の集積から専門家が導き出した数字ですから、スルーして結構です。ただ、血清クレアチニン値が同じレベルであっても、男性に比べ女性のほうがeGFRは低くなるらしいとか、年齢によって違いが出るらしい、ということはわかるでしょう。そのくらいの理解があれば十分です。

では、実際に早見表を見てください。前述のややこしい数式に基づいて計算されたeGFRを一覧にしてあります。ただし、血清クレアチニン値が０・１０刻み、年齢が５歳刻みとなっていますので、一番近いところで判断する必要があります。

２人の例を出して、一緒に考えてみましょう。

Cさんは65歳の男性。血清クレアチニン値は０・８８でした。
Dさんは58歳の女性。血清クレアチニン値は０・７６でした。
どちらも、健康診断では「異常なし」と診断されます。さて、どこにあてはまるでしょうか。

Cさんは、男性用の表の65歳がぴったりで、血清クレアチニン値は０・９０のところが一番近いですね。すると、eGFRはだいたい「65・７」となります。

Dさんは、女性用の表の60歳の列を辿《たど》っていきましょう。血清クレアチニン値は０・７０と０・８０の中間あたりで判断するといいでしょう。となると、65・４と56・５の間を取って「61・０」くらいでしょうか。

この早見表に頼らず、先程の計算式で算出してみると、Cさんの eGFRは「67・３」、Dさんの eGFRは「60・４」になりましたから、さほど誤差は出ません。なので、**早見表を活用すれば、だいたいのところは把握できる**と考えていいでしょう。

ところで、Cさんの「65・７」、Dさんの「61・０」という数値は問題ないのでしょうか。正直言って、「ギリギリ」というところです。

ここで、２１４ページに載せた「慢性腎臓病の重症度分類」の表を見てください。

慢性腎臓病は6つのステージに分けられ、eGFRが90以上だと「G１《グレード》」の正常（または高値）にあてはまります。

CさんもDさんも現在はどうにか「G２」に収まっていますが、あと一歩で「G３a」に入ってしまいます。

実際に、eGFRが59以下というのは、尿アルブミン値も３００を超えて、透析の恐れが高い、かなり危険な状態になっている可能性があります。

なお、この表では、網掛けが濃くなるほど腎不全や心疾患による死亡率が高くなることを示しています。

eGFRでG1やG2というステージにあって、かつ尿アルブミン値が30未満ならいいのですが、それぞれが悪化するにつれて、死亡リスクはどんどん上がっていきます。

このように、**eGFRのステージと尿アルブミン値の両面から見ていくことで、より正確にあなたの状態が把握できます。**

だからこそ、普段から血清クレアチニン値をもとにeGFRをチェックしておくとともに、尿アルブミン値も検査することが望まれるのです。

尿アルブミン検査が可能なクリニックを選ぼう

腎臓の状態が悪化していくと、最終的に人工透析になります。一度透析になったら、死ぬまで週3回、1回あたり5時間程度の治療を受け続けなければなりません。

人工透析はとてもお金のかかる治療です。患者さんは身体障害者1級に認定されるため、医療費は国や健康保険組合が負担します。

ある大手企業の健康保険組合では、透析になった組合員のうち、1年間の医療費支払いが3000万円を超えた人が2人いたそうです。

この企業に限ったことではなく、慢性腎臓病およびそれに伴う透析患者の激増によって、多くの健康保険組合が危機に瀕しています。そのため、ある金融系企業の健康保険組合は、組合員に対する尿アルブミン検査を無料で始めました。

方法としては、組合員が自分で朝の尿を試験管のような器具に採取し、それを検査機関に送るというもので、なんの手間もかかりません。

多くの組合員に検査をするため費用はかかりますが、それによって早期の段階で慢性腎臓病が見つかれば、透析に入る前に治療ができます。

組合員にとってハッピーなのはもちろん、莫大な透析費用を負担しなくて済む組合にとってもありがたい話です。非常に賢い判断をしたと思います。


では、こうした意識の高い健康保険組合に所属していなければ、尿アルブミン検査を受けることはできないのでしょうか。そんなことはありません。近くのクリニックで申し込んでみてください。


前にも述べた通り、糖尿病専門医ですら、半数は患者さんにこの検査を行っていません。そういう状況にあって、自分から求めなければ検査の機会はなかなか訪れません。

繰り返しになりますが、あなたが、「尿アルブミン検査を受けたい」と言ったとき、それを理解してくれたなら、慢性腎臓病の危機的状況をよくわかっている医師です。もし「素人がおかしなことを言うな」と言わんばかりの対応なら、医師選びを再考したほうがいいでしょう。

もっとも、私はいい方向に進むと信じています。医療現場も、いろいろ努力をしています。そこに、一般の人たちの高い意識が加われば、必ず〝山〟は動くでしょう。

腎臓は高血圧の薬で劇的に改善できる

糖尿病専門医が、尿アルブミン値300を「ポイント・オブ・ノーリターン」と呼び、透析に向けて引き返すことができない地点と認識しています。

しかし、その一方で、今はいい治療法があり、知識のある医師ならまだ治すことができます。私の場合、尿アルブミン値5000、かつ、血清クレアチニン値4以下なら何とか透析から救うことができています。

実は、**患者さんの腎臓を治すために私が用いている薬は、もとはといえば高血圧の治療用に開発されたもの**です。

2008年、「テルミサルタン（主な商品名ミカルディス）」という血圧の薬は、糖尿病腎症第2期（尿アルブミン値300未満）の患者さんに効果があるという発表がなされました。この薬を服用すると腎臓病の進行が抑えられ、一部では正常といえるまでに治った例もありました（Hypertens Res 2008;31:657-664）。

この研究は、血圧が正常値の患者さんを対象に行われ、血圧を下げるだけではなく、この薬自体に腎臓病を治す効果があるということがわかりました。

そもそも、高血圧が慢性腎臓病の大きな原因であることから、血圧管理は大事です。しかも、この薬には、ＡＧＥによる腎臓への害を抑えるという画期的な効果もあることが報告されています（Diabetologia 2006;49:3094-3099）。

前述したように、慢性腎臓病になると、ＡＧＥによって炎症を起こした腎臓の膜に穴が開き、尿にアルブミンが漏れ出てきます。

テルミサルタンは、ＡＧＥによる炎症そのものを抑える働きがあり、さらに血圧を下げる効果も相俟《あいま》って、慢性腎臓病に大きな効果を発揮《はっき》します。

ですから、高血圧の薬ならなんでもいいというものではありません。

２２８ページのグラフを見てください。これは日本人を対象に研究が行われ、２００８年に発表されたデータです。

「カルブロック（アゼルニジピン）」と「アダラート（ニフェジピン）」という、どちら

■カルブロックの尿中アルブミンへの影響

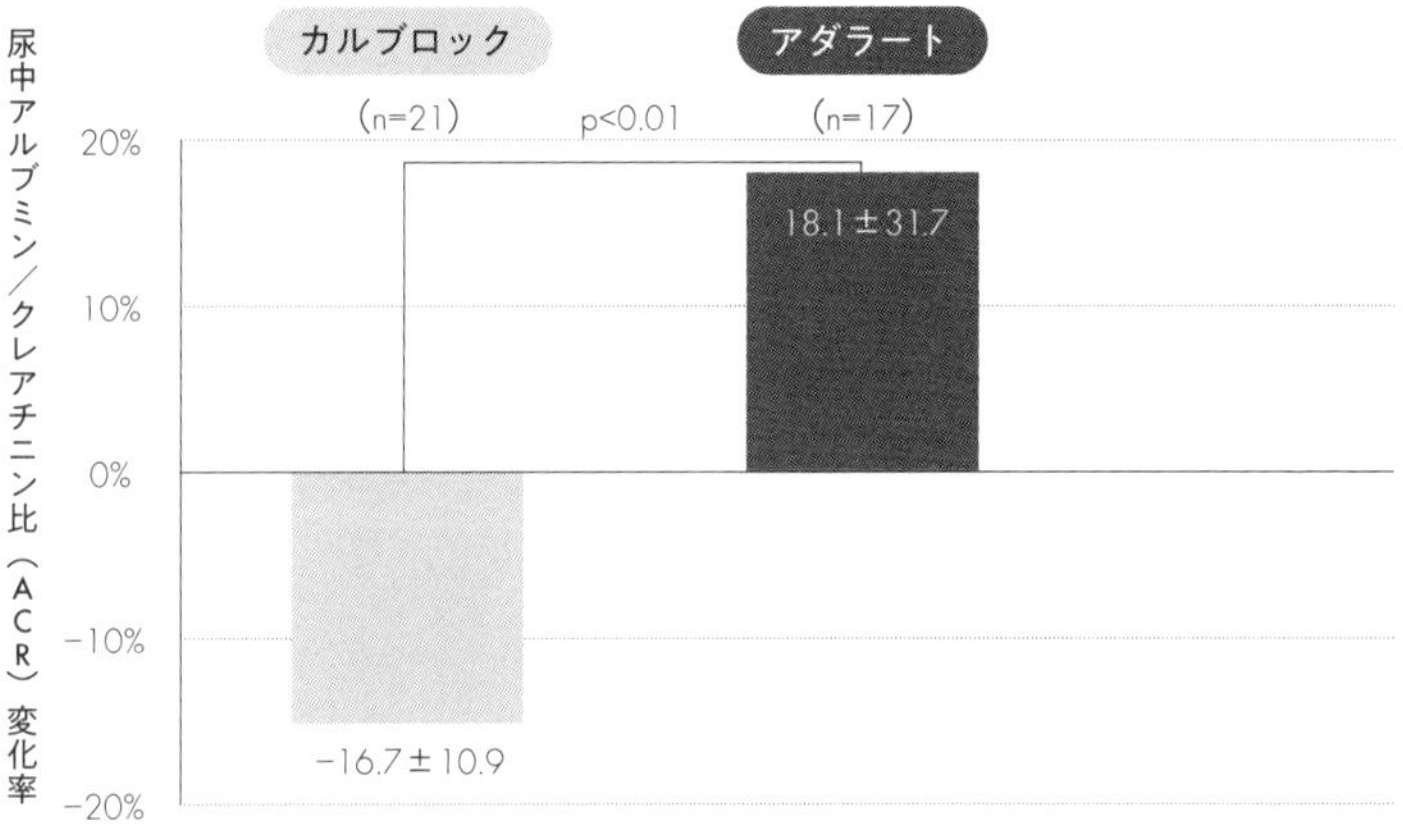

Ogawa S, Ito S, et al.:Hypertens Res 2008;31(6):1147-1155一部改変

も高血圧の薬なのですが、カルブロックは尿アルブミン値を下げるのに対し、アダラートは逆に尿アルブミン値を上げてしまっています。

医師はこうしたことをよく理解したうえで用いないと、かえって患者さんの腎臓を悪くしてしまいます。

私の場合は、**尿アルブミン値300以下の患者さんには、ミカルディスやカルブロックを処方**しています。そして、**尿中のアルブミン量が著《いちじる》しく高い患者さんにはアルダクトンA（スピロノラクトン）という薬を追加しています。**

アルダクトンAは、約40年も前に発売された高血圧の薬です。しかも、カリウムを上げる副作用があるので、「腎臓が悪い人には使うな」と言われてきました。要するに、あまりいいところもない〝古ぼけた薬〟として忘れ去られていたわけです。

ところが、2012年頃から、この薬が尿アルブミン値を劇的に改善するという報告がされるようになりました。つまり、腎臓を悪くするどころか良くする効果があったのです。

こうした薬を、患者さんの状態に合わせ、上手に組み合わせていくことでいかに透析から救うか。それこそが、腎臓病の治療現場で求められているのです。

透析直前の状態から正常値に戻った患者さん

私のクリニックには、糖尿病の合併症を悪化させた患者さんが、助けを求めて次々とやってきます。その多くが、他院で糖尿病の治療を受けていたにもかかわらず、合併症腎症の進行を抑えることができなかった人たちです。

そんな患者さんの中から、典型的な事例を紹介しましょう。

2016年6月に、私のクリニックを訪れた51歳の女性、Eさんです。Eさんは、都内の有名大学の職員として働いており、その大学の附属病院でずっと糖尿病の治療を受けていました。そして、あるとき担当医から言われたそうです。

「かなり腎臓が悪くなってきているので、透析を考えなければならない状態です。覚悟しておいてください」

しかし、まだ若いこともあり、「透析を避けられないか」と私の著書やクリニックのホームページを見て受診してくれたのです。

「透析になると今の仕事を続けることも難しくなります。どうにかならないでしょうか」

Eさんの訴えは切実なものでした。

さっそく、検査をしてみると、尿アルブミン値はすでに２０７１・０もありました。日本腎臓学会の設定する正常値が30未満であること、糖尿病専門医が「ポイント・オブ・ノーリターン」と呼ぶのが３００であることを考えると、２０００超えは相当に深刻です。

尿アルブミン値がだいたい６０００になると透析が必要になりますが、一般的に２０００から６０００になるのに1年かかりません。つまりEさんは、このままでは1年後には間違いなく透析になってしまいます。

しかし、「まだ治せる」と私は思いました。ただ、簡単なことではありません。

「このレベルなら治すことはできます。透析からも守ってあげられます。しかし、普通の治療では無理で、おそらく、かなりの数の薬を出すことになります。特殊な検査も必要で、保険外の治療となります。お金もかかりますが、私を信じて、処方するたくさんの薬を飲んでくれますか?」

私は聞きました。Eさんは、「それで透析にならないで済むのなら、先生に賭けます」と約束してくれました。

他院でさじを投げられたようなケースで、しかも保険外の特殊な治療を受けてもらうには、患者さんとの信頼関係が必須です。だから、私はまず、そこから始めたのです。

Eさんはそれまで、大学病院からはインスリンのみを処方されており、腎臓を治すための薬はいっさい出されていませんでした。つまり、治療の主眼が血糖値コントロールに置かれ、腎臓そのもののケアができていなかったわけです。

私は、最終的に血圧の薬を4種類処方しました。1つの薬は、保険では「1錠まで」という制限がある中で3倍の3錠出しました。

なぜ、これほどたくさんの薬を飲んでもらう必要があるのでしょうか。これまでも述べてきたように、腎機能が悪化すると、腎性高血圧といって、一般的な高血圧(本態性高血圧)とは次元が違う状態になり、血圧が猛烈に上がってしまうからです。

■Eさんの尿アルブミン検査結果

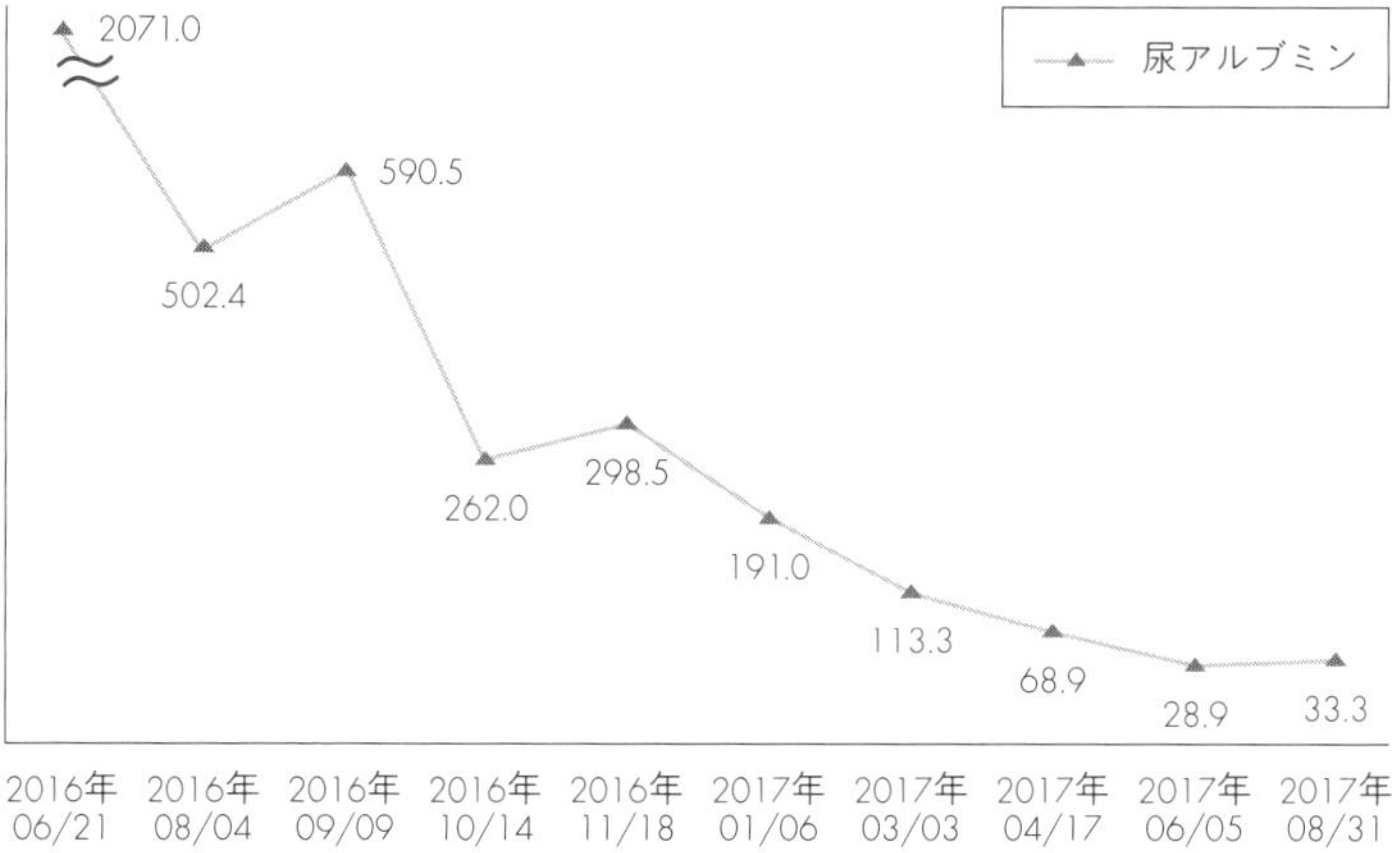

一方で、血圧が上がれば上がるほど腎機能も悪化します。

だから、保険の制限を超えた量を飲んで血圧を下げていくという治療が大事なのです。しかも、前述したように、高血圧の薬の中でも、腎臓を良くするものも悪くするものもありますから、慎重に組み合わせを考えていかねばなりません。

さて、その後のEさんは、どのような経過を辿ったでしょうか。

上のグラフを見てください。Eさんの尿アルブミン値は劇的に良くなっていることがわかります。最終的には、２０１９年７月に17・０と正常値に収まっています。

２０００を超えた尿アルブミン値が６０

■Eさんの血清クレアチニン検査結果

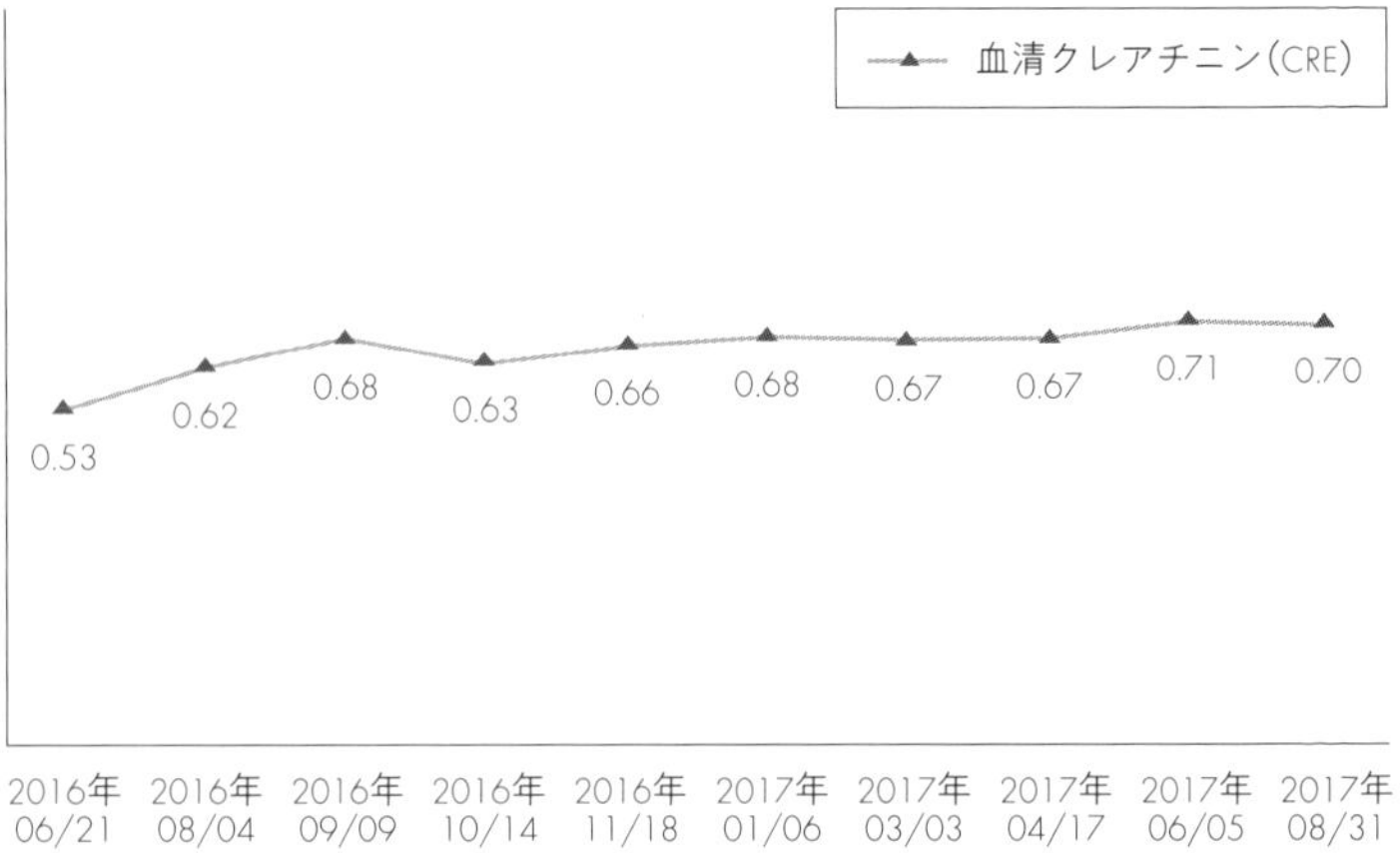

00になるまで1年であれば、Eさんは2017年には透析になっていたはずでした。でも、今は透析を心配することなく元気に仕事を続けています。

ここで、Eさんのグラフをもう1つ見てください。上は同じ期間の血清クレアチニン値の推移です。こちらは、来院時からずっと正常値内を示しています。

このEさんの事例が証明しているように、たいていの場合、尿アルブミン値が3000を超えるくらいにならない限り、血清クレアチニン値には異常は出ません。血清クレアチニン値だけで判断することが、いかに危険かがわかるでしょう。

「AGEカプセル」がもたらす画期的な効果

先程、ミカルディス（テルミサルタン）という血圧の薬にAGEを抑える効果があることを説明しましたが、**「ビタミンB6」の大量投与によっても、AGEを抑えることができ、慢性腎臓病に効果がある**ことがわかっています。

ただ、残念なことに、この治験を行っていたアメリカでは、腎臓への効果が確認されたにもかかわらず、「高い薬価が望めない」などの理由で研究は中止されてしまいました。

とはいえ、私自身はその効果を確信し、**大量のビタミンB6を含んだ「AGEカプセル」を独自に開発**しました。

このカプセルによって透析を免れているのが、男性患者Fさんです。

Ｆさんは、はるばる遠地から新幹線を乗り継いで通院しています。Ｆさんがはじめて私のクリニックを訪れたのが、２００９年1月、59歳のときでした。

初診時のヘモグロビンＡ１ｃ値は６・６と、血糖値自体はコントロールされていましたが、血清クレアチニン値が１・５２、尿アルブミン値は８６２・９と、すでに腎臓が悪くなっていることは明らかでした。

私は、Ｆさんに「ＡＧＥカプセル」の服用を提案。すると、初診から約10年後の２０１８年７月の時点で、尿アルブミン値は30・７まで下がっています。もちろん、透析とは無縁でいます。

Ｆさんは、今も3カ月ごとに通院し、継続的にＡＧＥカプセルを服用しています。

もし、私のクリニックに来てくれることなく血糖値コントロールだけを行っていたら、とっくに透析となっていたでしょう。

こうした事例を目の当たりにするにつけ、患者さん自らが動いてくれることの重要性を感じずにはいられません。

「あの医者が教えてくれなかった」

「あの病院が検査をしてくれなかった」

このように恨《うら》んでみたところで、あなたの体は元には戻りません。

どうか、正しい知識を持って、自分自身と大事な家族のために行動を起こしてください。それも、できるだけ早く。

そして、もし尿アルブミン値が３００を超えてしまったのに、これを治して透析にならないようにしてくれる医者がどうしても見つからなかったら、東京・銀座にある私のクリニックに一度、相談に来てください。必ず、透析を避ける治療法をアドバイスさせていただきます。

牧田善二（まきた・ぜんじ）

AGE 牧田クリニック院長。糖尿病専門医。医学博士。1979年、北海道大学医学部卒業。ニューヨークのロックフェラー大学医生化学講座などで、糖尿病合併症の原因として注目されている AGE の研究を約 5 年間行う。この間、血中 AGE の測定法を世界ではじめて開発し、『The New England Journal of Medicine』『Science』『THE LANCET』等のトップジャーナルに AGE に関する論文を第一著者として発表。1996年より北海道大学医学部講師。2000年より久留米大学医学部教授。2003年より糖尿病をはじめとする生活習慣病、肥満治療のための「AGE 牧田クリニック」を東京・銀座で開業し、のべ20万人以上の患者を診ている。著書にはベストセラーになった『医者が教える食事術 最強の教科書』『医者が教える食事術2 実践バイブル』（以上、ダイヤモンド社）ほか多数。

医者が教える最強の解毒術

20万人を診てわかった医学的に正しい毒素・老廃物を溜めない生き方

2021年4月26日　第1刷発行

著　者　牧田善二《まきたぜんじ》
漫　画　えんぴつ

発行者　長坂嘉昭
発行所　株式会社プレジデント社
〒102-8641
東京都千代田区平河町2-16-1　平河町森タワー13階
https://www.president.co.jp/
電話　03-3237-3731（編集・販売）

ブックデザイン・図版　TYPEFACE（渡邊民人・谷関笑子）
カバー写真　Adobe Stock
本文イラスト　朝日メディアインターナショナル株式会社
漫画アシスタント　寺下勇太　さくらのふみ

販　売　桂木栄一　高橋 徹　川井田美景　森田 巌　末吉秀樹
神田泰宏　花坂 稔
編　集　村上 誠
制　作　関 結香

企画・構成　中村富美枝

印刷・製本　中央精版印刷株式会社

ISBN978-4-8334-4032-5
Printed in Japan